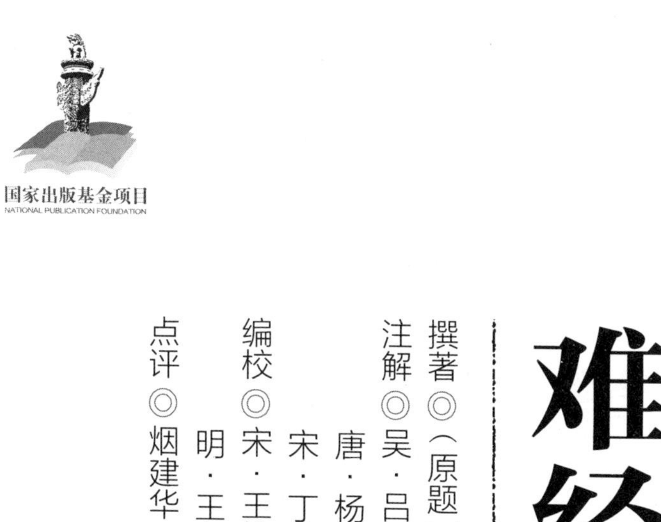

「十三五」国家重点图书出版规划项目

中医古籍名家点评丛书

总主编◎吴少祯

难经集注

撰著◎（原题）战国·秦越人
注解◎吴·吕广
唐·杨玄操
宋·丁德用 虞庶 杨康侯
编校◎宋·王惟一
明·王九思 王鼎象 石友谅
点评◎烟建华

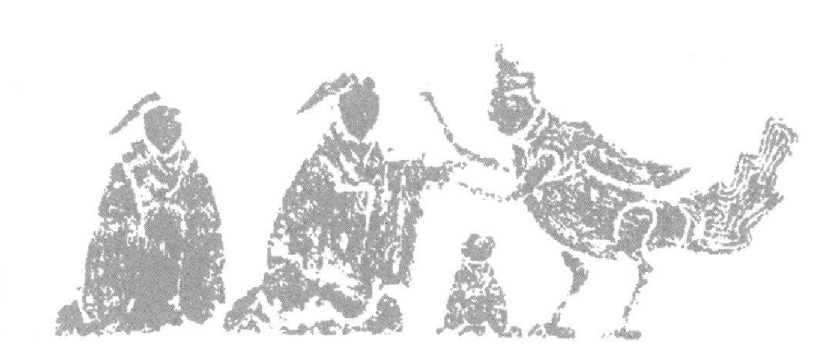

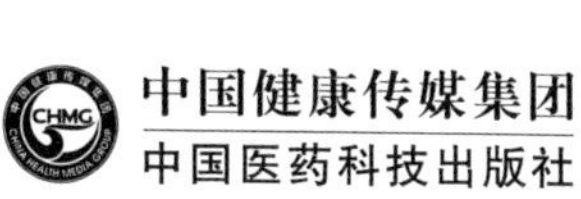

中国健康传媒集团
中国医药科技出版社

图书在版编目（CIP）数据

难经集注/（战国）秦越人撰著；（吴）吕广，（唐）杨玄操等注解；（宋）王惟一等编校；烟建华点评. —北京：中国医药科技出版社，2018.12

（中医古籍名家点评丛书）

ISBN 978-7-5214-0541-5

Ⅰ.①难… Ⅱ.①秦… ②吕… ③杨… ④王… ⑤烟… Ⅲ.①《难经》-注释 Ⅳ.①R221.9

中国版本图书馆 CIP 数据核字（2018）第 246924 号

美术编辑 陈君杞

版式设计 南博文化

出版 **中国健康传媒集团** | 中国医药科技出版社

地址 北京市海淀区文慧园北路甲 22 号

邮编 100082

电话 发行：010-62227427 邮购：010-62236938

网址 www.cmstp.com

规格 710×1000mm 1/16

印张 14 1/4

字数 164 千字

版次 2018 年 12 月第 1 版

印次 2024 年 3 月第 3 次印刷

印刷 大厂回族自治县彩虹印刷有限公司

经销 全国各地新华书店

书号 ISBN 978-7-5214-0541-5

定价 36.00 元

《中医古籍名家点评丛书》
编委会

出版者的话

中医药是中国优秀传统文化的重要组成部分之一。中医药古籍中蕴藏着历代名家的思维智慧与实践经验。温故而知新，熟读精研中医古籍是当代中医继承、创新的基石。新中国成立以来，中医界对古籍整理工作十分重视，因此在经典、重点中医古籍的校勘注释，常用、实用中医古籍的遴选、整理等方面，成果斐然。这些工作在帮助读者精选版本、校准文字、读懂原文方面发挥了良好的作用。

习总书记指示，要“切实把中医药这一祖先留给我们的宝贵财富继承好、发展好、利用好”，从而对弘扬中医药学、更进一步继承利用好中医药古籍提出了更高的要求。为此我们策划组织了《中医古籍名家点评丛书》，试图在前人整理工作的基础上，通过名家点评的方式，更进一步凸显中医古代要籍的学术精华，为现代中医药的发展提供借鉴。

本丛书遴选历代名医名著百余种，分批出版。所收医药书多为传世、实用，且在校勘整理方面已比较成熟的中医古籍。其中包括常用经典著作、历代各科名著，以及古今临证、案头常备的中医读物。本丛书致力于将现有相关的最新研究成果集于一体，使之具备版本精良、校勘细致、内容实用、点评精深的特点。

参与点评的学者，多为对所点评古籍研究有素的专家。他们学验俱丰，或精于临床，或文献功底深厚，均熟谙该古籍所涉学术领域的整体状况，又对其书内容精要揣摩日久，多有心得。本丛书的“点评”，并非单一的内容提要、词语注释、串讲阐发，而是抓住书中的主旨精论、蕴含深义、疑惑谬误之处，予以点拨评议，或考证比勘，溯源寻流。由于点评学者各有专擅，因此点评的形式风格也或有不同。但其共同之点是有益于读者掌握、鉴识所论医籍或名家的学术精华，领会临床运用关键点，解疑破惑，举一反三，启迪后人，不断创新。

我们对中医药古籍点评工作还在不断探索之中，本丛书可能会有诸多不足之处，亟盼中医各科专家及广大读者给予批评指正。

中国医药科技出版社

2017年8月

余序

作为毕生研读整理、编纂古今中医临床文献的一员，前不久，我有幸看到张同君编审和全国诸多相关教授专家们合作编撰《中医古籍名家点评丛书》的部分样稿。感到他们在总体设计、精选医籍、订正校注，特别是名家点评等方面卓有建树，并能将这些名著和近现代相关研究成果予以提示说明，使古籍的整理探索深研，呈现了崭新的面貌。我认为这部丛书不但能让读者系统、全面地传承优秀文化，而且有利于加强对丛书所选名著学验主旨的认识。

在我国优秀、靓丽的文化中，岐黄医学的软实力十分强劲。特别是名著中的学术经验，是体现“医道”最关键的文字表述。

《礼记·中庸》说：“道也者，不可须臾离也。”清代徽州名儒程瑶田说：“文存则道存，道存则教存。”这部丛书在很大程度上，使医道和医教获得较为集中的“文存”。丛书的多位编集者在精选名著的基础上，着重“点评”，让读者认识到中医药学是我国优秀传统文化中的瑰宝，有利于读者在系统、全面的传承中，予以创新、发展。

清代名医程芝田在《医约》中曾说：“百艺之中，惟医最难。”特别是在一万多种古籍中选取精品，有一定难度。但清代造诣精深的名医尤在泾在《医学读书记》中告诫读者说：“盖未有不师古而有济于今者，亦未有言之无文而能行之远者。”这套丛书的“师古济今”十分昭著。中国医药科技出版社重视此编的刊行，使读者如获宝璐，今将上述感言以为序。

中国中医科学院

余瀛鳌

2017年8月

目录 | Contents

全书点评 

一、成书与作者

《难经集注》，是一本集辑多家注解《难经》的著作。此书宋志、《四库全书总目提要》并未著录，元·滑寿《难经本义》亦未提及，而与之书名相同、相近的著录，因卷数不合，或编辑名异，多混杂而难以厘清。现今常见版本是清·钱熙祚《守山阁丛书》本，系从日本佚存本校刻而成。该书题王九思、王鼎象、石友谅、王惟一编辑，据日本多纪元胤《中国医籍考》，王九思、王鼎象、石友谅均无确考，王惟一史载其为北宋仁宗天圣四年翰林医官，奉敕编修《铜人腧穴针灸图经》，而后经多年校正此书，书名《王翰林集注黄帝八十一难经》当是此意。也有人认为“王翰林”指明代王九思，如世行本《难经集注·跋》林天瀑（衡）所云，多纪元胤《难经集注考》已证其非。书中收集吕广、杨玄操、丁德用、虞庶与杨康侯五人注解，其中吕广是三国吴太医令，著有《吕氏注众难经》；杨玄操系唐人，著有《杨氏黄帝八十一难经注》；丁、虞二者均是宋人，分别著有《丁氏难经补注》《虞氏注难经》，但上四书均佚，而借此书以传；另，据传注中有杨康侯辨驳丁氏之说者两条，以此知杨康侯曾注《难经》，并有自己的见解，然今已与玄操说混而不可辨。

二、主要学术思想

清·钱熙祚说：“大率宋元以来，说经者好为臆解，而余波所渐，乃并及于医书。此书所集诸家之注，未必尽是，然尚循文释义，不为新奇可喜之谈”（《难经集注跋》）。笔者对此评价，基本认可。以下就四家注分而议之。

1. 吕氏是注《难经》的第一家，也是注医经的最早医家。从保存在《集注》的内容看，其注释以脉诊为主，也零散见于经络、俞穴与病机，共计25章（难）。随文作解，融合《内》《难》理论，启发经义，开创注经之先。至于个别注释，如以冲脉为命门等，则可列为学术异见。

2. 杨氏首次将《难经》经文进行分类，其十三类分法，基本概括了《难经》的藏象、经络、病机、病证和诊治之学术大纲，相较元代吴澄六类分法虽显繁琐，纲纪性不及，但命名形象生动，揭示内涵，如脉诊称经脉诊候，藏象分为脏腑度数、脏腑配象、营卫三焦等，特别是经络内容简约为经络大数与奇经八脉，而后者则是杨氏首次提出，为后世所沿循。其次，杨氏遵循“伸演其道（《内经》医理）”的宗旨，诠解《难经》经义，如四十二难既详解脏腑位置形态度量，又别释脏腑之“配象”，类似《素问·灵兰秘典论》各脏拟以职名，曰肝为干、心为纤、脾为俾、肺为勃、肾为引等，推动了中医经典概念、理论的创建与普及。同时我们还应注意到，杨注常引道家有关人体生命理论阐论中医学术，如二十七、二十八难奇经八脉、四十二难五脏功能说明、六十六难命门即丹田的注解等。然医与道的生命理论，虽有联系又有区别，不可照搬。

3. 本书选丁德用、虞庶注释最多。丁氏注释的特点是多引《内经》以证《难经》。这种以经解经的方法，能沟通《内》《难》学术，对于巩固已经建立起来的中医理论体系有所裨益，但注中也常忽略两部经典在理论上的差异，以致掩蔽《难经》理论与实践上的创新而失其医理新知，如一难、十四难注寸口脉，混淆《难经》寸口三部与《内经》天地人三部等。此外，丁氏还引相火之说入《难经》，论说命门、三焦，是宋医相火论借势而起的证据，也成为中医命门、三焦学术争讼的重要一家。

4. 虞注在诸注家中评价较高。《中国医籍考》多纪元胤引吕复说，《难经》五家注，“醇疵或相杂，惟虞氏粗为可观。”其注循经探义，多能发明经文要旨，给后学以良好启示。如注一难独取寸口之理，各注不厌其烦述《内经》全身动脉诊察之处，唯虞氏一语点中寸口太渊，直取关要；注四十九难曰：“任治于物，清筝栖灵者曰心，今忧愁思虑不息，故伤心也。”对神志、思维之心概念作了深刻阐发，也加深了伤心病因的理解；又如解释六十难真头痛云：“风冷之气，入于泥丸宫，则为髓海”，引入道家之说，对于邪中脑髓的真头痛病机有新的认识。不仅如此，虞氏还对《难经》理论有所发挥，如注三十一难三焦、六十六难原穴，提出三焦法三元以统五脏，阐发了《难经》敷布元气的三焦新概念，五脏乃元气发挥生理效应的场所。然从虞注总体看，其阐发《难经》独创学术理论方面仍属不足。又，虞氏学风严谨，书中多有与吕、杨商榷之处，辨析求是；遇难解而不强解，如注五十八难疑汗下之辨为传写之误，并列出表里汗下脉象以资验证，均是至理之谈。

总之，本书集多家注《难经》，在保存古典佚籍方面具有很高的文献价值，而在阐扬与普及中医理论，特别是保存汉季与唐宋《难经》注释方面又具有独特的学术价值。历代对《难经集注》的研究颇有忽略倾向，今后应该加强。

三、学习要点

首先，紧扣经文读懂各家注释的文义医理，并以此为基础比较各注的是非得失，择善而从，以求理解经文本义。其次，对各家在《难经》具有学术创新意义的经文阐释方面，诸如独取寸口，元气、命门，奇经、原穴以及病机、针术等，应重点研习，加深理解。这里涉及《内》《难》的学术差异，要客观、辩证地分析。第三，正文后的附图及文字，原书未著撰人，或辑者所为，或某注者所为，亦未可知，宜结合经、注学习。

烟建华

2018 年 5 月

难经集注序 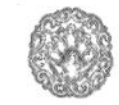

《黄帝八十一难经》者，斯乃勃海秦越人之所作也。越人受桑君之秘术，遂洞明医道，至能彻视脏腑，刳肠剔心，以其与轩辕时扁鹊相类，乃[1]号之为扁鹊。又家于卢国，因命之曰卢医。世或以卢扁为二人者，斯实谬矣。按黄帝有《内经》二帙，帙各九卷，而其义幽赜，殆难穷览。越人乃采摘英华，抄撮精要，二部经内凡八十一章，勒成卷轴，伸演其道[2]，探微索隐，传示后昆，名为八十一难。以其理趣深远，非卒易了故也。既弘畅圣言，故首称黄帝，斯乃医经之心髓，救疾之枢机。所谓脱牙角于象犀，收羽毛于翡翠者矣。逮于吴太医令吕广为之注解，亦会合元宗，足可垂训。而所释未半，馀皆见阙。余性好医方，问道无倦，斯经章句，特承师授。既而耽研无斁，十载于兹，虽未达其本源，盖亦举其纲目。此教所兴，多历年代，非惟文句舛错，抑亦事绪参差，后人传览，良难领会。今辄条贯编次，使类例相从，凡为一十三篇，仍旧八十一首。吕氏未解，今并注释，吕氏注不尽，因亦伸之，并别为音义，以彰厥旨。昔皇甫元晏总三部为甲乙之科，近世华阳陶贞白广肘后为百一之制，皆所以留情极虑，济育群生者矣。余今所演，盖

① 乃：原作“仍”，据守山阁本改。
② 道：原作“首”，据守山阁本改。

亦远慕高仁，迩遵盛德，但恨庸识有量，圣旨无涯，绠促汲深，玄致难尽。

前歙州歙县尉杨玄操序

【点评】《难经集注》系宋、明人所辑，无序，以唐人杨玄操注难经序代之。杨氏之序，论要有三：一是认定《难经》书成于战国，作者是秦越人。其依据是《史记·扁鹊仓公列传》。《旧唐书·经籍志》取其说，《新唐书·艺文志》径称“秦越人《黄帝八十一难经》二卷”，此为后世秦越人著《难经》说之滥觞。然《史记》扁鹊传虽有“至今天下言脉者由扁鹊”之语，但并未言及著《难经》之事，有关文献也没有找到有力证据，因而学界多认为杨氏之说很可能是其“合理推测”而来，不能定论，当另辟思路探求。二是提出《难经》为伸演《内经》医道而作，后世据此说《难经》是《内经》的释难解惑之书，这种观点在学术上并不严谨，当予以辨析。盖书中引“经”35处，其中三分之一在《内经》无所见；即或见者，亦多与《内经》义歧旨异，如七难主时六气旺脉，二十二难是动、所生病等，且《难经》论元气命门，述五邪传变，演三部九候脉法，传虚实补泻针术等，皆非《内经》所具。论其原起，同为古代医学经典，《内经》也引二十一种古经之文以示学术有源，则《难经》所引，即便与《内经》同例，亦不能排除共用资源，因此，《难经》之医论，当别有师承，各彰所道，其概念与理论同《内经》一样，均为原创。三是杨氏供述其工作是承继三国太医令吕广而为《难经》作注。因鉴于该书文句章节错乱，于是予以分类整理，并编为十三篇，且增缉《音义》。杨氏此举，既保存了吕广注不至于失传，又通过整理、注释，方便《难经》的阅读研习，有利于《难经》医道医术的传播。值得注意的是，杨氏序文所说的“条贯编次”“类例相从”，具有很高的学术价值。

盖杨注之前的《难经》原文已不可得见，则杨氏所注即是最早《难经》原文，由于进行了分类编纂，则该文已非《难经》原文之旧。但学术界普遍认为，今日所见《难经》仍不失保存最好的原貌古经。

卷之一

经脉诊候第一凡二十四首

一难曰：十二经皆有动脉。

吕曰：是手足经十二脉也。

丁曰：十二经皆有动脉者，是人两手足各有三阴三阳之经也，以应天地各有三阴三阳之气也。所谓天地三阴三阳，各有所主，其时自春分节后，到夏至之前九十日，为天之三阳所主也；夏至之后，秋分之前九十日，天之三阴所主也；秋分节后，冬至之前九十日，是地之三阴所主也；冬至之后，春分节前九十日，地之三阳所主也。凡左右上下，各有此三阴三阳之气，合为十二，故人亦有十二经也，所主左右上下之分也。又，人膈以上者，手三阴三阳所主也，即通于天气；膈以下，足三阴三阳所主也，即通于地气。其通天气者，为气为脉，其通地气者，主味归形。故十二经通阴阳，行气血也。又，经者，径也，递相溉灌，无所不通。所以黄帝云：十二经处百病，次决死生，不可不通也。其言十二经皆有动脉者，即在两手三部各有会动之脉也。左[1]手寸部，心与小肠动脉所出也。心脉曰手少阴[2]，小肠脉曰

---

① 左：此前原衍“即”字，据守山阁本删。

② 心脉曰手少阴：此后原衍“心包络曰手心主”八字，据守山阁本删。

手太阳，其应东南方君火，在巽是也。左手关部，肝胆动脉所出也。肝脉曰足厥阴，胆脉曰足少阳，其应东方木，在震是也。左手尺部，肾与膀胱动脉所出也。肾脉曰足少阴，膀胱脉曰足太阳，其应北方水，在坎是也。右手寸部，肺与大肠动脉所出也。肺脉曰手太阴，大肠脉曰手阳明，其应西方金，在兑是也。右手关部，脾胃动脉所出也。脾脉曰足太阴，胃脉曰足阳明，其应中央土，在坤是也。右手尺部，心包络与三焦动脉所出也。心包络曰手厥阴，三焦脉曰手少阳，其应南方相火，在离是也。此三部动脉所出，故经言皆有动脉也。①

杨曰：凡人两手足，各有三阴脉三阳脉，合十二经脉。肝脉曰足厥阴，脾脉曰足太阴，肾脉曰足少阴，胆脉曰足少阳，胃脉曰足阳明，膀胱脉曰足太阳，肺脉曰手太阴，心脉曰手少阴②，大肠脉曰手阳明，小肠脉曰手太阳，包络脉曰手厥阴，三焦脉曰手少阳。凡脉皆双行，故有六阴六阳也。③

吕曰：足太阳动委中，足少阳动耳前。

杨曰：下关穴也。又动悬钟。

吕曰：足阳明动趺上。

杨曰：冲阳穴也，在足趺上，故以为名。又动颈人迎，又动大迎。

吕曰：手太阳动目外眦。

杨曰：瞳子髎穴也。

吕曰：手少阳动客主人。

杨曰：又动听会。

吕曰：手阳明动口边。

---

① 丁注十二经合四时、五方、八节、八卦等，有故弄玄虚之嫌；又注两手寸关尺为会动之脉处，有乖经旨。

② 心脉曰手少阴：此后原衍“心包络曰手心主”八字，据守山阁本删。

③ 杨氏在吕氏之后补注十二经脉名称，对各脉动处也有补充。

杨曰：地仓穴也。

吕曰：又动阳溪。足厥阴动人迎。

杨曰：按人迎乃足阳明脉，非足厥阴也。

吕曰：厥阴动人迎，误矣。人迎通候五脏之气，非独因厥阴而动也。按厥阴脉动于回骨焉。

吕曰：足少阴动内踝下。

杨曰：太溪穴也。按此动脉非少阴脉也。斯乃冲脉动耳。冲脉与少阴并行，因谓少阴脉动，其实非也。亦吕氏之谬焉。少阴乃动内踝上五寸间也。经曰：弹之以候死生是也。

吕曰：足太阴动髀上。

杨曰：箕门穴也。

吕曰：手少阴动腋下。

杨曰：极泉穴也。又动灵道、少海。

吕曰：手心主动劳宫。手太阴脉动大渊。

杨曰：又动尺泽、侠白、天府也。

虞曰：吕、杨二注，惟各取其经脉流行之穴，言其动脉，与本经下文独取寸口之义不相乘也。庶今举之。《经》曰：脉会大渊。[1] 大渊在两手掌后鱼际间，乃手太阴脉之动也。太阴主气，是知十二经脉会于大渊。故圣人准此脉要会之所，于人两手掌后鱼际间，分别三部，名寸、尺、关，于三部中诊其动脉，乃知人五脏六腑虚实冷热之证。谓一经之中，有一表一里，来者为阳，去者为阴，两手合六部，六部合之为十二经，其理明矣。察阳者，知病之所在，察阴者，知死生之期。故曰十二经皆有动脉也，乃合诊法。

独取寸口，以决五脏六腑死生吉凶之法，何谓也？

---

① 吕、杨举十二经脉动之处，虞氏论以“脉会大渊”，突出寸口脉动之处。两者结合，逻辑顺畅。

丁曰：夫独取寸口诊法者，其一指指下，各有上下左[1]右长短浮沉滑涩迟数，见病吉凶也。此法是黄帝《脉要精微论》中之旨也。[2] 越人引此一篇，以为众篇之首也。昔黄帝问曰：诊法何如？岐伯对曰：常以平旦[3]，阴气未动，阳气未散，饮食未进，经脉未盛，络脉调匀，气血未乱，乃可诊有过之脉。切脉动静，视精明，察五色，视五脏有余不足，形之盛衰，参伍决死生之分也。此者是独取寸口之法也。

杨曰：自"难曰"至此，是越人引经设问，从"然"字以下，是解释其义，馀悉如此，例可知也。

然：寸口者，脉之大会，手太阴之脉动也。

吕曰：太阴者，肺之脉也。肺为诸脏上盖，主通阴阳。故十二经皆会手太阴寸口。所以决吉凶者，十二经有病，皆见寸口，知其何经之动，浮沉滑涩，春秋逆顺。知其死生也。

丁曰：其手太阴者，是右手寸部[4]也，为肺，主其气，为五脏六腑之华盖。凡五[5]脏六腑有病，皆见于气口，故曰大会也。

虞曰：五味入胃，化生五气。五味者，甘、辛、咸、苦、酸。五气者，膻、腥、香、焦、腐，乃五行之气味也。其味化气，上传手太阴。太阴主气，得五气以溉灌五脏。若胃失中和，则不化气，手太阴无所受，故寸口以浮、沉、长、短、滑、涩，乃知病发于何脏。故《经》云：寸口者，脉之大要会也。《五脏别论》曰：五味入口，以藏于胃，以养五脏气。本经曰：人受气于谷。《玉机真藏论》曰：因胃气乃能至手太阴。《阴阳应象论》曰：味归形，形归气，气归精，精

---

① 左：原作"尤"，据守山阁本改。

② 《素问》"脉要"篇无丁氏所说独取寸口诊法。下文"常以平旦"云云，亦文不对题。

③ 旦：原作"且"，据《素问·脉要精微论篇》改。

④ 右手寸部：此寸口，非单指右手寸部，而是两手寸关尺六部。丁注误。

⑤ 五：原作"六"，据守山阁本改。

归化。夫如是，则知人之气自味而化，上传手太阴。故寸口为要会也。①

人一呼脉行三寸，一吸脉行三寸，呼吸定息，脉行六寸。

吕曰：十二经、十五络、二十七气，皆候于寸口，随呼吸上下。呼，脉上行三寸；吸，脉下行三寸，呼吸定息，脉行六寸。二十七气，皆随上下行，以㾓行于身，㾓行于脏，昼夜流行，无有休息时。

丁曰：言人一呼脉行三寸，一吸脉行三寸，呼吸定息，脉行六寸者，即是天地阴阳升降定息也。即是周于六甲，而又日月晓昏，人呼吸上下，以六气周身，故乃法定息六寸也。

人一日一夜，凡一万三千五百息，脉行五十度，周于身，漏水下百刻，荣卫行阳二十五度，行阴亦二十五度，为一周也。故五十度复会于手太阴寸口者，五脏六腑之所终始，故法取于寸口也。

吕曰：人一息脉行六寸，十息脉行六尺，百息脉行六丈，千息六十丈，万息六百丈，一万三千五百息，合为八百一十丈为一周。阳脉出行二十五度，阴脉入行二十五度，合为五十度。阴阳呼吸，覆②行周毕度数也。脉行周身毕，即漏水百刻亦毕也。谓一日一夜漏刻尽，天明日出东方，脉还寸口，当复更始也。故曰：寸口者，五脏六腑之所终始也。

丁曰：按旧经注，其脉息以为八百一十丈，即当水下二刻，得周

---

① 虞注得体。

② 覆：此后原衍"溢"字，据守山阁本删。

身一度。如百刻，计周身五十度。如此，则行阳五十度，行阴亦五十度，此乃甚与经意不同也。经言行阳二十五度，行阴亦二十五度，共得五十度而复会也。所谓行阳行阴各二十五度者，谓一岁阴阳，始于立春，交相复会于立春，故共行五十度也。日之晓昏，人之寤寐，皆在于平旦。日行二十四时，复会于是。人气始自中焦，注手太阴，行其经络，计二十四，亦复交会于手太阴。其右寸内有穴太渊，是脉之大会始终。故各计二十五，所以言寸口者，脉之终始也。①

虞曰：二百七十息，脉行一十六丈二尺，及一周身，应漏水下二刻；一万三千五百息，脉行八百一十丈，应漏水下百刻。是知一日一夜，行五十周于身。凡行阴阳，分昼夜，是故行②阳二十五度，行阴二十五度也。

【点评】此开宗明义第一难，围绕诊脉独取寸口原理展开的释难析注。吕杨二氏顺文解说，虽无发明，尚平和可取，此经文之正义也；丁氏以天地阴阳五行、四时气运及八卦方位应寸口三部角度谈论，未免理涉幽玄，难及其要；虞氏据《素问·五脏别论》，本着"人之气自味而化，上传手太阴"的原理，认为脉理当涉脾肺，讲脾胃虽越出本难之义，却与《内经》"气口亦太阴"及本经"四时皆以胃气为本"的宗旨相合，可视为注家对本难诊脉"独取寸口"原理的补充。

漏水下百刻图

一岁阴阳升降，会于立春。一日阴阳晓昏，会于艮时。一身荣卫

① 丁注杜撰。

② 行：此后原衍"百"字，据守山阁本删。

还周，会于手太阴，同天度，一万三千五百息。荣卫始于从[①]中焦，注手太阴、阳明，阳明注足阳明太阴，太阴注手少阴太阳，太阳注足太阳少阴，少阴注手心主少阳。少阳注足少阳、厥阴，厥阴复还注手太阴。天度二十四气，昼夜二十四时，人身经二十四条[②]，流注与天同度。所以计一万三千五百息。

漏水下百刻图

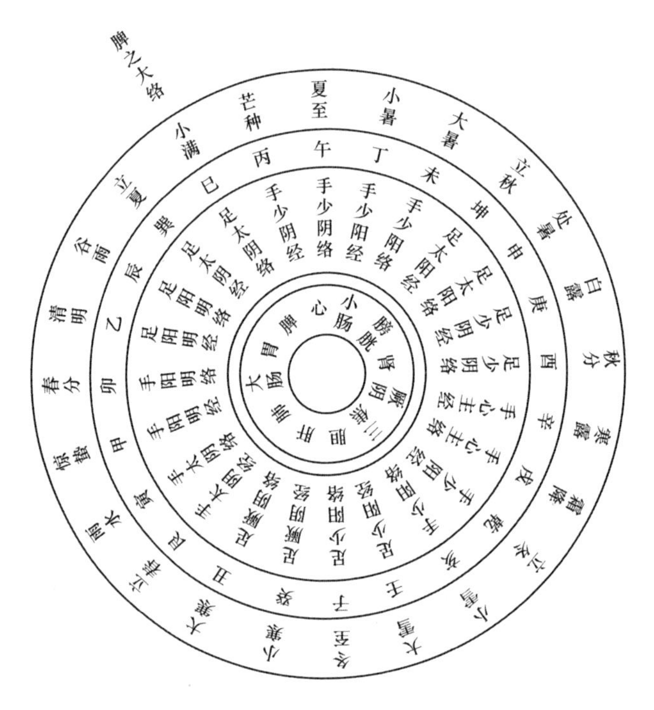

水下四刻移一经，复还于手太阴，

其得百刻，荣卫各计二十五度。

二难曰：脉有尺寸，何谓也？然：尺寸者，脉之大要会也。

---

① 于从：据守山阁本，“于从”二字，当衍其一。

② 人身经二十四条：此后原衍“有人身经二十四条”7 字，据守山阁本删。

吕曰：诸十二经脉，三部九候，有病者皆见于尺寸。故言脉之大要会也。

丁曰：旧经注此说为五脏六腑之法者，非也。大要会者，谓尺寸阴阳往复，各有要会也。

从关至尺是尺内，阴之所治也；从关至鱼际是寸内，阳之所治也。

吕曰：至尺者，言从尺至关，其脉见一寸。而言尺者，是其根本。寸口长一寸，而脉见九分。阳数奇，阴数偶[①]也。

故分寸为尺，分尺为寸。

丁曰：分寸为尺者，人从关至尺泽穴当一尺也。于其尺内，分一寸以代一尺之法，是故分寸为尺，分尺为寸也。[②]

故阴得尺内一寸。

丁曰：阴数偶也。

阳得寸内九分。

丁曰：阳数奇也。

尺寸终始，一寸九分，故曰尺寸也。

丁曰：尺寸之法，旧经有注，言诸家所传撰不同。执引三部[③]，

---

① 阳数奇，阴数偶：偶，原作“隅”，据守山阁本改。阴阳落实在数的奇（九分）偶（一寸即十分）上，是本难关键。吕注得要。

② 丁注确当。

③ 部：原作“寸”，据守山阁本改。

辄相去一寸，以备三寸。并不见一寸九分之理。其一寸九分之法者，盖为尺寸之位，各有阴阳始终也。阳气者，生于尺而动于寸；阴气者，生于寸而动于尺。是以法阳气始生于立春，上至芒[1]种之节，其数九，三阳王于前，法寸内九分而浮，夏至之节，其气下行，至立冬而终，其数十，即三阴王于后，法尺内一寸而沉。故知尺寸各有始终也。此是越人引其阳中阴阳始终也。所谓阴中阴阳始终者，阴气复从立秋而生，下至冬至之节，其数十。冬至之后，随少阳上行，至立夏之节，其数九。此者，天地阴阳始终，故法尺寸阴阳各有始终也。天地要会之门，在于四立，谓之天门、地户、人门、鬼门。人之气口、人迎左右神门，亦法也。[2]

杨曰：寸、关、尺三位，诸家所撰，多不能同。故备而论之，以显其正。按皇甫士安脉诀，以掌后三指为三部，一指之下为六分，三部凡一寸八分。华佗脉诀云，寸尺位各八分，关位三分，合一寸九分。王叔和《脉诀》云：三部之位，辄相去一寸，合为三寸。诸经如此差异，则后之学者，疑惑弥深。然脉法始于黄帝，《难经》起自扁鹊，此之二部俱祖宗，诸家诸论，盖并枝叶尔。正可务本遗末，不容逐末忘本。今的举指归，用明大要，宜依黄帝正经，以掌后三寸为三部，则寸与关尺，各得一寸，备三才之义也。此法永定，不可移改。其王叔和可谓得之矣。凡诊脉者，先明三部九候之本位，五脏六腑之所出，然后可以察其善恶，以别浮沉。如其本位尚迷，则病源莫辨，欲其愈疾，亦难矣哉。三部者，寸、关、尺也，九候者，天、地、人也。一部之中则有天、地、人，三部之中，合为九候，以候五脏之气也。其五脏六腑所出者，左手寸口者，心与小肠脉之所出也；关上者，肝与胆脉之所出也；尺中者，肾与膀胱脉之所出也。关前一分者，人迎之位也；关后一分，神

---

① 芒：原作“亡”，据守山阁本改。

② 丁注以尺寸二分寸口，并以阴阳为理，勉为其可。其涉二分二至、四立，或有此理，但不宜穿凿。

门之位也。右手寸口者，肺与大肠脉之所出也；关上者，脾与胃脉之所出也；尺中者，命门三焦脉之所出也。关前一分者，气口之位也；关后一分者，神门之位也。凡五脏之脉并为阴，阴脉皆沉，六腑之脉并为阳，阳脉皆浮。假令左手寸口脉浮者，小肠脉也；沉者，心之脉也。馀皆仿此。斯乃脉位之纲维，诊候之法式也。[①]

虞曰：杨氏诸论，数家寸尺长短部分，互有不同，令后人难为依据。庶今明之，以示后学。华佗之说，乃如《脉经》言，果不谬矣。王叔和以三寸为式，义有隐微。此乃黄帝正经之说，岂有误也。况上古以一肤指为四寸，王叔和必取其肤指之三寸，与今之一寸九分，短长相近也。何休注《公羊传》云：侧手为肤，按指为寸，即其义也。况越人生于周，采《灵枢》《素问》作此《难经》，今之寸尺度量，乃周之制也。故越人取一寸九分为定式，乃天九地十之义也。[②]

【点评】诸注（丁氏有所浅涉）不解尺寸之义，误将本难之关理解为十八难三部之关。统观全书，《难经》独取寸口诊脉法中，关有两义：一是三部之关，有实际脉位，或一寸，或八分，或三分，是布寸口三指中的一指，此义合天地人三才，诊上中下三焦及其脏腑病变；二是阴阳脉诊之关，此关只是界限，没有具体位置，故本难说："分寸为尺，分尺为寸"，此义合阴阳，总括病变之阴阳大纲，是本经脉诊一大特色。此后数难论尺寸脉之太过不及、关格、复溢以及相乘伏匿等，均以此为基础。详参滑寿《难经本义》二难注。

---

① 本难讲尺寸阴阳脉法而非三部脉法。杨氏误解。

② 虞氏亦不解本难尺寸之义，拿历代度量衡差异为说，难于理解此难要点。

二难画图此二难以下画图，皆下注图也。

凡此以下画图内黑白道以分阴阳终始。其天门、地户、人门、鬼门，是阴阳升降关格门户，其气口、人迎、左右神门，是呼吸上下尺①寸关格门户。

阴气始于立秋，阳气始于立冬，

阴气终于立夏，阳气终于立春。

天地阴阳升降始终之图

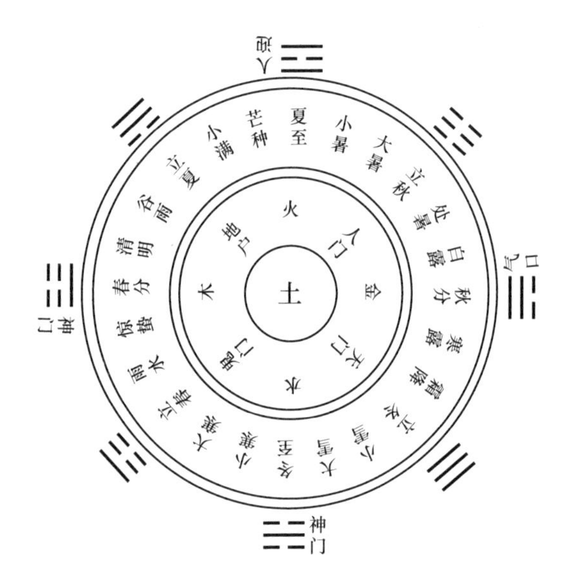

① 尺：原脱，据守山阁本补。

手足阴阳流注始终之图

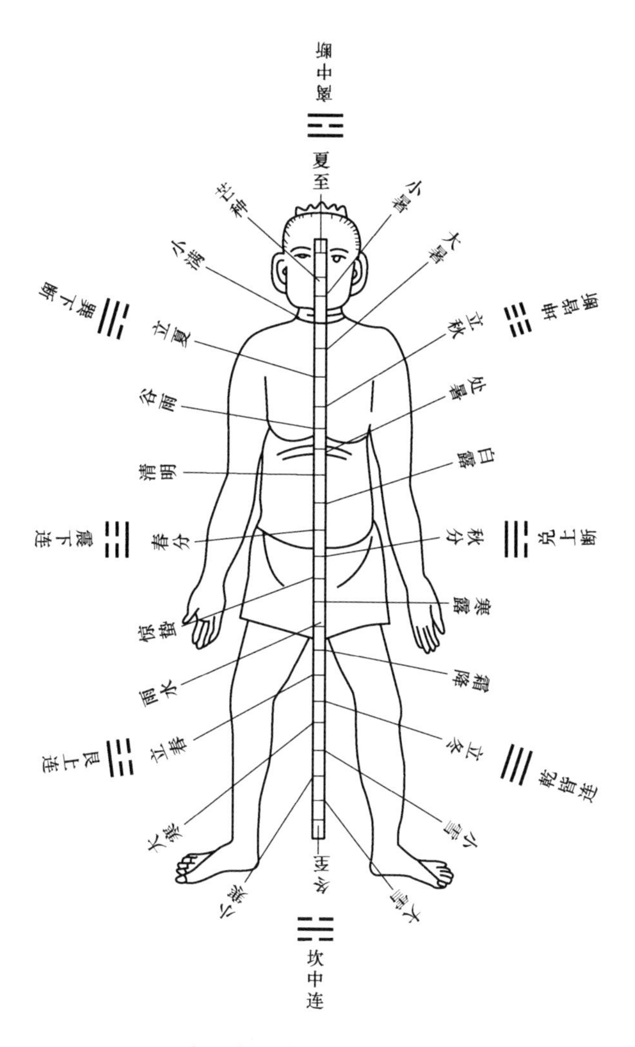

诸阳会于首，诸阴至胸中。

尺寸阴阳随呼吸出入上下始终图

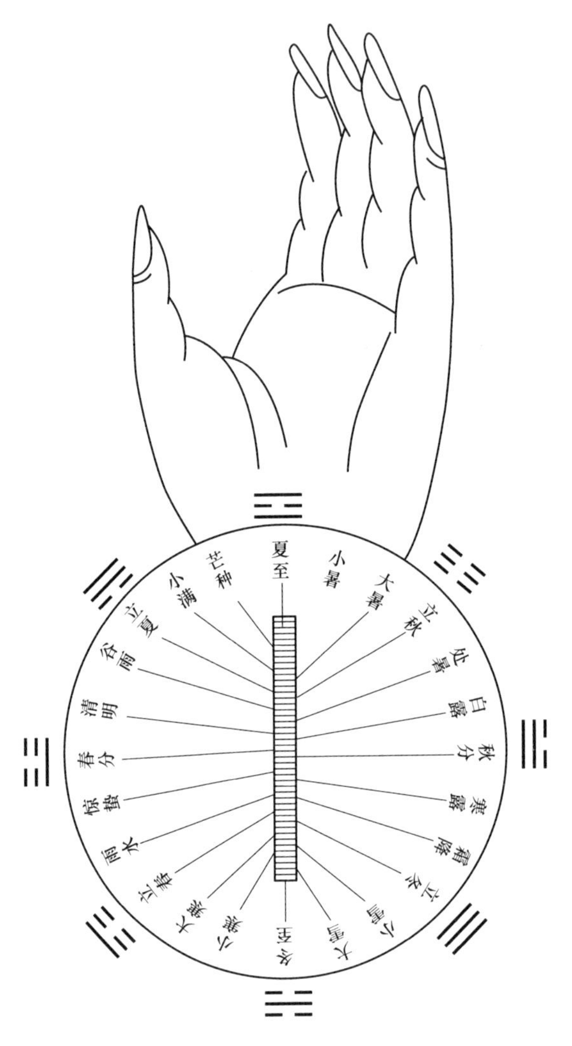

阴为里随呼至寸内，阳为表随吸至尺外。

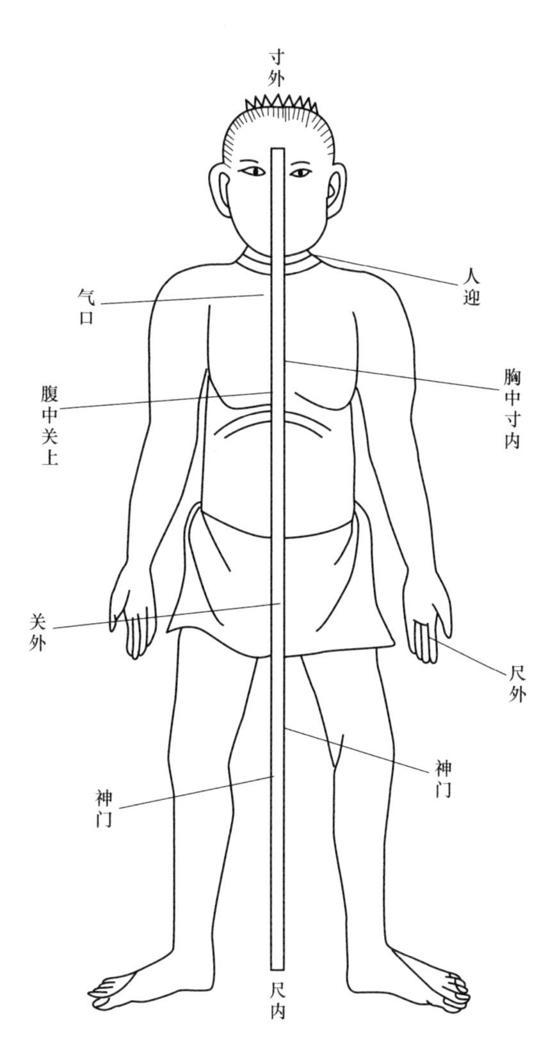

此图明其人迎气口、左右神门，尺寸关前关后一分。

案：《素问》云：人迎气口在颈，法象天地，要会始终之门户。

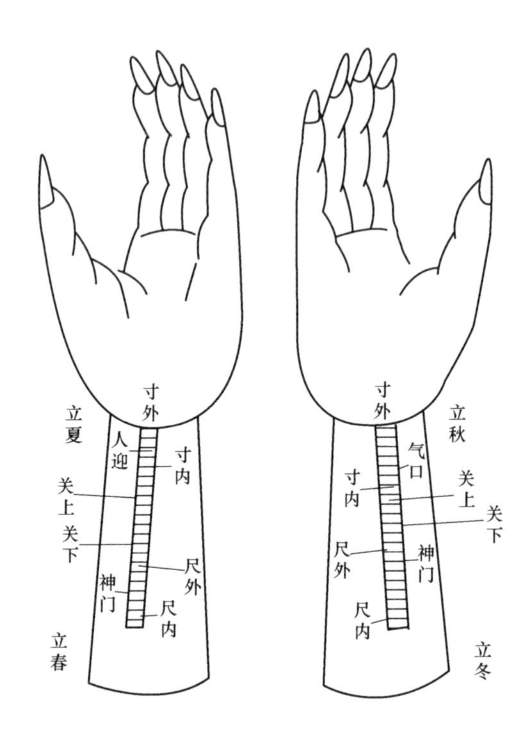

三难曰：脉有大过，有不及，有阴阳相乘，有覆，有溢，有关，有格，何谓也？然：关之前者，阳之动，脉当见九分而浮，过者，法曰大过。减者，法曰不及。遂上鱼为溢，为外关内格。此阴乘之脉也。

吕曰：过者，谓脉过九分，出一寸，名曰大过。减者，脉不及九分至八分、七分、六分也，此为不及之脉也。遂上鱼者，出一寸至鱼际也，一名溢脉，一名外关之脉，一名内格之脉，一名阴乘之脉，一脉有四名也。

丁曰：大过者，寸脉本浮，又加实大，是为阳大过也。上鱼者，为[1]阳溢。浮而损小者，是阳不及也。阳不及，则阴出乘之，又名阴

① 为：原作“阴”，据守山阁本改。

溢[1]。此者，是外关内格。

虞曰：气有余，脉乃大过；气不足，脉乃不及。外关则内脉不得出，故曰不及，亦曰阴乘脉。内格则外脉不得入，故曰大过，亦曰溢脉。下文关后之义，反此言之也。

关以后者，阴之动也。脉当见一寸而沉，过者，法曰大过。减者，法曰不及。遂入尺为覆，为内关外格，此阳乘之脉也。

吕曰：过者，谓脉出过一寸，至一分、二分、三分、四分、五分，此大过之脉也。减者，谓不满一寸，脉见八分、七分或六分、五分，此为不及之脉。遂入尺以言覆。覆脉者，脉从关至尺泽皆见也。此覆行之脉，所以言覆者，脉从关至尺泽，脉见一寸，其余伏行不见也。今从关见至尺泽，故言覆行也。一名覆脉，一名内关，一名外格，一名阳乘之脉也。

丁曰：大过者，为尺脉本沉，又加实大，名曰阴太过。沉之损小者，是谓不及，阴不及则阳入乘之，此为阳覆。又名内关外格也。

故曰覆溢。是其真脏之脉，人不病而死也。

吕曰：脉来见如此者，此皆诸病相乘克之脉，非谓外邪中风伤寒之类。脉已见，人虽未病，病即死，不可治也。

丁曰：此者是自有增损，使阴阳不守本位。有此覆溢，故形不病而死也。

虞曰：阴阳不相荣，脉乃上鱼入尺，故曰覆溢之脉。脉既覆

---

① 阴溢：以溢脉分阴阳，不合经旨。丁注穿凿。

溢，此由关格所致。本经曰：关格者，不得尽其命而死也，不病亦死。①

【点评】吕、丁、虞三家对于脉的太过、不及，注文大体平允可取，惟于覆脉、溢脉，终不明了，难得要领。盖阴阳相乘发展到内外关格，则脉上鱼、入尺而为覆溢，已是阴阳离决，故为死脉。《内经》讲关格，是人迎、寸口大四倍以上，不谈覆溢之脉，而《难经》则言在寸与尺，脉法不同。验之临床，人迎、寸口关格之说已不得而知，而寸口、尺中覆溢之脉，似可讨论。阴阳极变不外阴精衰竭、阳气亡脱而浮于外，阴气太盛格阳于外以及相火过盛外浮之阳亢阴厥等，都可以形成覆溢之脉。张寿颐说，覆则寸部无脉、溢则尺部无脉，可以参考。当然，此有轻重缓急危亡，必是极重极险才至危殆。

三难画图

凡诊脉于掌后约文，密排三指，头指半指之前，为寸外，阳中之阳；半指之后，为寸内，阳中之阴。第二指半指前，为关上，阳；半指后，关下，阴②。第三指半指之前，为尺外，阳；半指之后，为尺内，阴。寸外阳浮散，寸内阴浮大；关上阳弦长，关下阴弦紧；尺外阳沉滑，尺内阴沉涩。此左手脉之阴阳，察其脉状，明其覆溢。

---

① 危重者阴阳离决，是覆溢脉形成的基础。虞注得其机要。

② 阴：此后原衍“半指之前尺外阳半指之后尺内阴”14字，据守山阁本删。

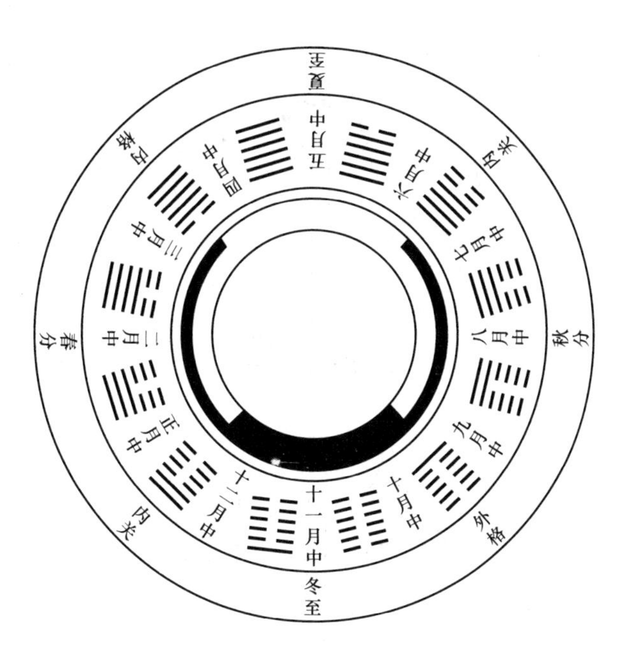

立春、雨水泰卦所主，为阳所生。

小满、芒种乾卦所主，故阴至立夏而终。

立秋、处暑否卦所主，为阴始生。

小雪、大雪坤卦所主，故阳至立冬而终。

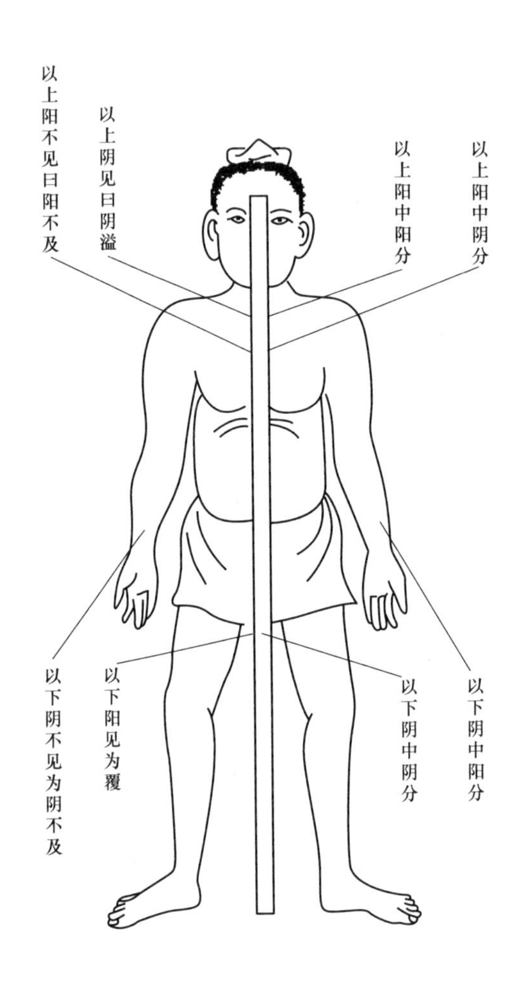
以上阳不见曰阳不及
以上阴见曰阴溢
以上阳中阳分
以上阳中阴分
以下阴不见为阴不及
以下阳见为覆
以下阴中阴分
以下阴中阳分

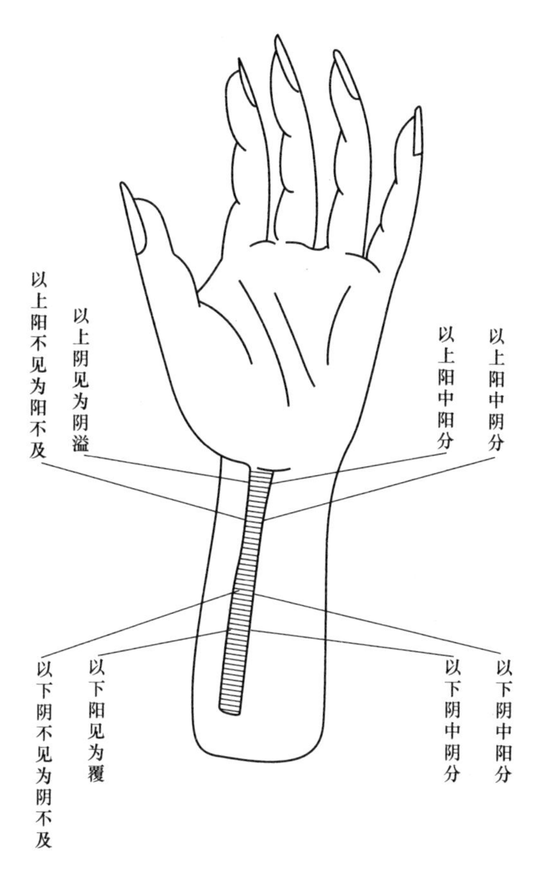

此寸外主头，寸内主胸中，关上主膈中。
关下主腹中，尺外主脐中，尺内主至足。

四难曰：脉有阴阳之法，何谓也？然：呼出心与肺，吸入肾与肝，呼吸之间，脾受谷味也，其脉在中。

吕曰：心肺在膈上，脏中之阳，故呼其气出；肾肝在膈下，脏中之阴，故吸其气入；脾者，中州主养四脏，故曰呼吸以受谷气。

丁曰：经言呼出者，非气自心肺而出也，为肾肝在膈下，主内，因呼而出至心至肺，故呼出心与肺也。又心肺者在膈上，主外，故吸即随阴而入至肾至肝。故经曰：呼者因阳出，吸者随阴入，其呼吸阴阳相随上下，经历五脏之间，乃脾受谷味也。又脾者主中州，故言其脉在中也。①

浮者，阳也。

杨曰：按之不足，举之有余，故曰浮。
丁曰：谓脉循行皮肤血脉之间，在肌肉之上，则名曰浮也。
虞曰：阳象火而炎上，故曰浮也。

沉者，阴也。

杨曰：按之有余，举之不足，故曰沉。
丁曰：谓脉循行帖节辅骨，名曰沉。
虞曰：阴象水而润下，故曰沉。

故曰阴阳也。心肺俱浮，何以别之？然浮而大散者，心也。浮而短涩者，肺也。

杨曰：细而迟，来往难且散，或一止，名曰涩也。
丁曰：心者，南方火也，故脉来浮而大散。其大者是脏，散者是腑也。肺者，西方金也。金主燥，其脉浮涩而短。短者，脏也。涩者，腑也。
虞曰：心象火，明烛于外，故浮大而散，肺属金，其位居高，故浮短而涩，故曰心肺俱浮也。

肾肝俱沉，何以别之？然：牢而长者，肝也。

杨曰：按之但觉坚极，故曰牢。

---

① 吕、丁二注只论呼吸而不及脉象。

丁曰：肝者，东方木也，其脉牢而长。牢者，脏也。长者，腑也。

虞曰：肝属木，根本生于地，牢义可知；枝叶长于天，长理出此也。

按之濡，举指来实者，肾也。

丁曰：肾者，北方水也，主寒，其性濡沉。濡者，脏也。沉滑者，腑也。

杨曰：按之不足，举之有余，谓之濡也。大而长，微强，按之应指愊愊然者，谓之实。①

虞曰：火性外柔，按之乃濡，水性内刚，举指来实，则其义也。脾者，中州，故其脉在中。

丁曰：脾者，中央土也。能成养四旁，故随四时而见，所以经不言脉之象也。②

杨曰：脾王于季夏，主养四脏。其脉来大小浮沉，故依四时。王脉俱至四季一十八日，即变宽缓，是脾之王气也。上有心肺，下有肾肝，故曰在中也。③

虞曰：上文言呼吸之间，脾受穀味。此言脾者中州，其脉在中。穀者，谷也。谷，空也。谓人之呼吸之气，自穀而有。脾土属土，位居中央。土者，五方物始终以之，故受穀味，乃处中州。故曰，其脉在中也。④

是阴阳之法也。脉有一阴一阳、一阴二阳、一阴三阳；有一阳一阴、一阳二阴、一阳三阴。如此之言，寸

---

① 杨氏所说均是病脉，与本难所论同名脉名同实异，不宜相混。

② 当如《内经》所说脉有胃气。惜丁氏未注也。

③ 杨注脾脉四季月变宽缓，虽言有理，但却难以体会。

④ 脾脉在中，存于浮沉之内。虞注亦未明。

口有六脉俱动耶？然：此言者，非有六脉俱动也，谓浮、沉、长、短、滑、涩也。

丁曰：经前引五脏之脉，以应五行。今引此三阴三阳之脉，以应六气。其浮滑长，三阳也；其沉短涩，三阴也。凡持三部中，察此六脉，即可知阴阳伏匿之法也。若皮肤之下，是脉之下为阳部也。若有此三阴之脉见，是阴上乘于阳也。若肌肉之下，是脉之下为阴部也。若有此三阳脉见，即是阳气下乘于阴也。此乃是上下察阴阳之法也。①

杨曰：过于本位谓之长，不及本位谓之短也。

浮者，阳也。滑者，阳也。长者，阳也。

杨曰：按之往来流利，展转替替然，谓之滑。

沉者，阴也。短者，阴也。涩者，阴也。所谓一阴一阳者，谓脉来沉而滑也。

丁曰：其脉若在左尺而见，此是肾与膀胱表里，顺也。若在左寸口，即为病脉，逆也。

一阴二阳者，谓脉来沉滑而长也。

丁曰：此脉见于阴部，即是阳下乘于阴也。

一阴三阳者，谓脉来浮滑而长，时一沉也。

丁曰：此者是阳伏于阴也。

---

① 丁注以浮沉为纲。

所言一阳一阴者，谓脉来浮而涩也。

丁曰：浮涩者肺脉，当见右手寸口。即是本部之阴阳，即顺也。若在左关，病，即是逆也。

一阳二阴者，谓脉来长而沉涩也。

丁曰：即乏血气，皆涩也。

一阳三阴者，谓脉来沉涩而短，时一浮也。

丁曰：若有阳部见之，此谓阴伏阳也。

各以其经所在，名病逆顺也。

杨曰：随春夏秋冬，观其六脉之变，则知病之逆顺也。

【**点评**】前半节从呼吸出入与脏腑上下关系，讲脉搏浮沉形成，论脉象以浮沉分阴阳，并以为纲；后半节则述浮沉纲脉下的脉象阴阳错杂情况。吕氏等四注，均将呼吸与脉分隔而论，未及呼吸、脏腑阴阳与脉象浮沉形成的关系，其中虞氏虽言及脉象浮沉的物象类比，但亦未深入探究，故诸注言不及义。又，诸注未解“其脉在中”之义，此可与十五难“脾者中州也，其平和不可得见，衰乃见耳”并参，即脉有胃气之属。

五难曰：脉有轻重，何谓也？然：初持脉如三菽之重，与皮毛相得者，肺部也。如六菽之重，与血脉相得者，心部也。

吕曰：菽者，豆也。言脉之轻重，如三豆之重，在皮毛之间。皮毛者，肺气所行也，言肺部也。心主血脉，次于肺，如六豆重。

如九菽之重，与肌肉相得者，脾部也。

吕曰：脾在中央，主肌肉，故次心，如九豆之重也。

如十二菽之重，与筋平者，肝部也。

吕曰：肝主筋，又在脾下，故次之。

按之至骨，举指来疾者，肾也。

吕曰：肾主骨，其脉沉至骨，故曰肾也。

故曰轻重也。

丁曰：经言菽者，豆也。此是诊脉举按之法也。此篇当在四难之前，以等阴阳高下。

虞曰：脉之轻重，经中所载甚详。若依经逐位寻之，义且浅矣。今举一例为式。假令左手寸口如三菽得之，乃知肺气之至。如六菽之重得之，知本经之至。如九菽得之，知脾气之至。如十二菽得之，知肝气之至。按之至骨得之，知肾气之至。夫如是，乃知五脏之气，更相溉灌。六脉因兹亦有准绳，可以定吉凶，可以言疾病，余皆仿之，故曰轻重也。

【点评】丁氏"举按之法"一语概括了诊脉指力轻重的方法。《难经》本意是以此判断不同层次的生理病理信息，如轻按浮取诊肺部信息；后世却加一字，即"举按寻"，成为确定脉象的方法，如轻按有余重按不足是浮脉。这是诊脉法的演变过程。但须注意，《难经》脉诊法具有独特内涵与应用价值。

六难曰：脉有阴盛阳虚，阳盛阴虚，何谓也？然：浮之损小，沉之实大，故曰阴盛阳虚；沉之损小，浮之实大，故曰阳盛阴虚。是阴阳虚实意也。

吕曰：阳脉是寸口，本浮而实。今轻手浮而得之，更损减而小，故曰阳虚。重手按之，沉，反更实大，沉者阴，故言阴实也。

丁曰：阳脉本浮，轻手而按其脉，损至而小，此是阳虚不足也。阴脉本沉而濡，今重手而按之，损至而小，是阴不足也。阳脉本浮，更加实大，此是阳盛阴虚也。《素问》曰：诸浮者，肾不足也。

虞曰：人之所禀者，阴阳也。阴阳平，权衡等，则无更虚更实之证。今言盛与虚，则为病之脉。《脉要精微论篇》曰：阴盛则梦涉大水恐惧；阳盛则梦大火燔灼；阴阳俱盛，则梦相杀毁伤。夫如是，可验阴阳虚实之意也。①

【点评】此阴阳承上浮取、沉取之意，候心肺、肝肾之气虚实。吕、丁二氏注释虽繁但尚不离本义，虞氏引《内经》梦诊以证阴阳虚实，其意玄远而难体会。

七难曰：经言少阳之至，乍小乍大，乍短乍长。阳明之至，浮大而短。太阳之至，洪大而长。太阴之至，紧大而长。少阴之至，紧细而微。厥阴之至，沉短而敦。此六者，是平脉邪？将病脉邪？然：皆王脉也。其气以何月？各王几日？然：冬至之后得甲子，少阳王；复得甲子，阳明王；复得甲子，太阳王；复得甲子，太阴王；复得甲子，少阴王；复得甲子，厥阴王。王各六

① 不知虞氏为何举梦诊阴阳，非典型之例。

十日，六六三百六十日，以成一岁。此三阳三阴之王时日大要也。

吕曰：少阳王正月、二月，其气尚微少，故其脉来进退无常。阳明王三月、四月，其气始萌未盛，故其脉来浮大而短也。太阳王五月、六月，其气太盛，故其脉来洪大而长。太阴王七月、八月，乘夏余阳，阴气未盛，故其脉来紧大而长。少阴王九月、十月，阳气衰而阴气盛，故其脉来紧细而微也。厥阴王十一月、十二月，阴气盛极，故言厥阴，其脉来沉短以敦。敦者，沉重也。四时经一阴一阳八王，此《难经》三阳在前，三阴在后，其王所以不同者，其移各异也。《难经》谓从正月至六月，春夏半岁，浮阳用事，故言三阳王在前；从七月至十二月，秋冬半岁，沉阴用事，故言三阴在后，谓四时阴阳夫妇之王也。

丁曰：夫三阴三阳之气王，随六甲以言之。此法是按黄帝《六节藏象论篇》云：天以六六之节成一岁，其自冬至之后，得甲子，即是[①]年初之气分也。其甲子或在小寒之初，或在大寒之后。所以少阳之气，未出阴分，故其脉乍大、乍小、乍短、乍长也。复得甲子，阳明王，其阳明之至，浮大而短，为二之气。其后始暄，其气未盛，是故阳明之至，浮大而短。太阳之至，洪大而长，复得甲子，为三之气。盛阳之分，故太阳之至，洪大而长也。太阴之至，紧大而长，复得甲子，为四之气。暑湿之分，秋气始生，乘夏余阳，故太阴之至，紧大而长也。少阴之至，紧细而微，复得甲子，为五之气。清切之分，故少阴之至，紧细微也。厥阴之至，沉短而敦，复得甲子，为终之气。盛阴之分，水凝而如石，故厥阴之至，沉短而敦也。此三阴三阳之脉王，随六甲之日数，故有此六脉之状，是谓平脉也。

【点评】吕丁二氏均顺文注释，以明经义，本无大疵，唯吕氏

---

① 是：此后原衍“盛”字，据守山阁本删。

提及四时八王与本难三阴三阳六王，是两种历法系统，其脉象亦各有相应，不宜混淆。

八难曰：寸口脉平而死者，何谓也？然：诸十二经脉者，皆系于生气之原。所谓生气之原者，谓十二经之根本也，谓肾间动气也。此五脏六腑之本，十二经脉之根，呼吸之门，三焦之原，一名守邪之神。故气者，人之根本也。根绝则茎叶枯矣。寸口脉平而死者，生气独绝于内也。

吕曰：寸口脉平而死者，非应四时脉，其脉状若平和也。又曰：十二经皆系于生气之原，所谓生气之原[①]者，为十二经本原也。夫气冲之脉者，起于两肾之间，主气，故言肾间动气；挟任脉上至喉咽，通喘息，故云呼吸之门；上系手三阴三阳为支，下系足三阴三阳为根，故圣人引树以设喻也。其三焦之原者，是三焦之府，宣行荣卫[②]，邪不妄入，故曰守邪之神也。人以尺脉为根本，寸脉为茎叶。寸脉虽平，尺脉绝，上部有脉，下部无脉者，死也。

杨曰：寸口脉平者，应四时也。所云死者，尺中无脉也。尺脉者，人之根本。根本既绝，则茎叶枯焉。然则以尺脉为根本，寸脉为茎叶，故引树以为譬也。[③]

丁曰：肾间动气者，谓左为肾，右为命门。命门者，精神之所舍，元气之所系也。一名守邪之神者，以命门之神固守，邪气不得妄入，入则死矣。此肾气先绝于内，其人不病，病即死矣。

虞曰：经言十二经，皆系于生气之原，谓肾间动气也，何以言

① 原：原作“厚”，据守山阁本改。
② 卫：原作“冲”，据守山阁本改。
③ 杨注简明扼要。

之？谓两肾之间动气者，乃人之所受父母之原气也。肾者，北方子之正位。故圣人云：元气起于子。子者，坎之方位。坎者，即父母之元气也。谓乾为天为父，坤为地为母，今坎之初六、六三，乃坤之初六、六三也；坎之九二，乾之九二也。谓乾坤交于六三，九二而成坎卦。坎主子位，所以元气起于子也。肾者，水也。《黄庭经》云：是水之精，坎之气。今言两肾之间，即人之原气也。术士[①]云：肾间曰丹田，亦曰隐海，中有神龟，呼吸原气，故曰呼吸之门也。人之三焦，法天地三元之气，故曰三焦之原。十二经脉凭此而生，乃曰十二经之根也。今寸口传受谷气，其脉但平和，奈人之生气之原，已绝于两肾之间，则十二经无所相依据，虽寸脉平和，人当死矣。所以喻木之无根本也。肾者，足少阴之经也，左为肾，右曰命门。命门有穴，在背十四椎节下。又有志室二穴，在十四椎节下两旁各三寸，有神守于命门，不令邪入志室。邪入志室，人则死矣。

【点评】吕氏认为肾间动气是冲脉，或为一说，但与本经前后文难合；杨氏随文解释，未言肾间动气为何物，当参其六十六难注；虞氏则认为肾间动气即是原气，源于父母之元气，是人体先天本原，同时虞氏将其与道经丹田并提，沟通了医道先天理论，并为命门太极论作了学术准备。

九难曰：何以别知脏腑之病耶？然：数者，腑也。迟者，脏也。

杨曰：去来急促，一息过五至，名数也；呼吸三至，去来极迟，故曰迟也。

数则为热，迟则为寒。诸阳为热，诸阴为寒。故以

---

① 士：原作“土”，据守山阁本改。

别知脏腑之病也。

吕曰：病[1]者阳，故其脉数；脏者阴，故其脉来迟。

杨曰：阳脉行疾，故病乃数，阴脉行迟，故病乃迟。此直云病在脏腑，不显其名，则病莫知准的。若数而弦者，病在胆。迟而弦者，病在肝。除脏腑，悉依本状，而迟数皆仿此也。[2]

虞曰：阳气乱则数，阴气虚则迟，则知脏腑有寒热之证也。[3]

丁曰：脉者，计于漏刻，其春秋二分，昼夜五十刻，则阴阳俱等，故得平和。冬夏二至，昼夜不等。夏至之前，昼六十刻，故六至[4]为数，故数则为热；冬至之前，夜加六十刻，故阴多阳少，是为寒。夫阴阳漏刻可定，人自有损益，故迟数有加。所以经云：诸阳为热，诸阴为寒。[5]

十难曰：一脉为十变者，何谓也？然：五邪刚柔相逢之意也。假令心脉急甚者，肝邪干心也。

吕曰：夏心主，脉见浮大而散。今反弦，弦者，肝脉来干心也。

杨曰：干，犹乘也。虞曰：母乘子曰虚邪。

心脉微急者，胆邪干小肠也。

吕曰：小肠，心之腑，脉当浮大而洪。长而微弦者，胆脉也。

虞曰：阳干于阳，阴干于阴，同气相求也。

心脉大甚者，心邪自干心也。

---

① 病：当作“腑”字。

② 此临床经验之谈。

③ 虞注简洁精要。

④ 六至：原作“六十”，据守山阁本改。

⑤ 丁氏所云，乃类比之法。

吕曰： 心脉虽洪大，当以胃气为本。今无胃气[①]，故其脉大甚也。此为心自病，故言自干心也。[②]

虞曰： 此失时脉也。

心脉微大者，小肠邪自干小肠也。

吕曰： 小肠，心之腑。微大者，其脉小，为小肠自病，故言自干也。

虞曰： 小肠，太阳脉也，王于五六月，其脉洪大而长。今得之微大，是知小肠之邪，自干小肠也。此曰正经自病，法曰正邪，故云自干也。

心脉缓甚者，脾邪干心也。

吕曰： 缓者，脾脉乘心，故令心脉缓也。

虞曰： 心脉见缓甚，此曰子之乘母，法曰实邪。

心脉微缓者，胃邪干小肠也。

吕曰： 胃脉小缓见于心部。小肠，心腑，故言干之。

虞曰： 于心部中，轻手得之小缓是也。

心脉涩甚者，肺邪干心也。

吕曰： 涩，肺脉，故言干心也。

虞曰： 金反凌火，此曰微邪脉也。

心脉微涩者，大肠邪干小肠也，

---

① 气：原作“甚”，据守山阁本改。

② “心脉大甚”是心邪自干之病脉，吕注无胃气脉，非是。

吕曰：微涩，大肠脉；小肠，心腑，故曰干也。

心脉沉甚者，肾邪干心也。

吕曰：沉者，肾脉，故言干也。

虞曰：心火炎上，其脉本浮。今见沉形，水来克火，法曰贼邪也。

心脉微沉者，膀胱邪干小肠也。

吕曰：微沉者，膀胱脉也；小肠，心腑，故言干也。

五脏各有刚柔邪，故令一脉辄变为十也。

吕曰：此皆夏王之时，心脉见如此者，为失时脉。

杨曰：刚柔，阴阳也。邪者，不正之名，非有身王气，而水来干身[①]为病者，通谓之邪也。

虞曰：推此十变之候，乃五行胜复相加，故圣人谓之五邪也。五脏各有表里，更相乘之，一脉成十，故十变也。有阳有阴，故曰刚柔也。于本位见他脉，故曰相逢干也。圣人乃以心一脏为例，其余皆可知也。[②]

丁曰：其言肝邪干心，胆邪干小肠者，此皆虚邪干心也。心邪自干心，小肠邪自干小肠者，此皆为正邪也。脾邪干心，胃邪干小肠者，此皆为实邪也。肺邪干心，大肠邪干小肠者，此皆微邪也。肾邪干心，膀胱邪干小肠者，此皆贼邪也。所谓刚柔相逢者，则十杂也。其十杂者，甲与己合，甲为刚，己为柔；戊与癸合，戊为刚，癸为柔；丁与壬合，丁为刚，壬为柔；丙与辛合，丙为刚，辛为柔；乙与庚合，乙为刚，庚为柔。凡刚柔相逢为病者，刚甚则为病重，柔甚则为病微。柔逢刚，谓

---

① 水来干身：其义不明。待考。

② 虞氏讲的是本经所论之模式方法及其效应。

从所不胜于刚，故为病甚也。刚逢柔，谓从所胜于柔，故为病微也。其一脉十变之法，是师引此一部之中二经说此。五邪相干，为之十变。凡两手三部，各有二经。六部之内，各有五邪十变也。故从其首，计其数，六部十变也。数有六十，是谓六十首也。黄帝曰：先持阴阳，然后诊六十首之谓也。

【点评】本难举心脉为例，说明受邪发病的10种脉象表现，并系统概括为5类10种。据虞、丁二氏注是五行模式，其中丁氏还联系五十难五邪传变分出邪气传变性质，以干支五行阴阳（十杂）解释刚柔邪，可以参考。至于吕、杨二氏所说本难之心脉当在夏旺之时，从《内》《难》时脏脉本义是说得通的，但既已转为脏脉，当相对独立于时间之外，不能再拘于季节。

十一难曰：经言脉不满五十动而一止。

吕曰：经言一脏五十动[①]，五脏二百五十动，谓之平脉。不满五十动者，无有五十动也，是以一脏无气也。

一脏无气者，何脏也？然：人吸者随阴入，呼者因阳出。今吸不能至肾，至肝而还，故知一脏无气者，肾气先尽也。

杨曰：按经言持其脉口，数其至也。五十动而不一代者，五脏皆受气，是为平和无病之人矣。四十动而一代者，一脏无气，四岁死；三十动而一代者，二脏无气，三岁死；二十动而一代者，三脏无气，二岁死；十动而一代者，四脏无气，一岁死；不满十动而一代者，五脏无气也，七日死。《难经》言止，本经言代。按止者，按之觉于指

① 吕氏理解有误。

下而中止，名止。代者，还尺中停久方来，名曰代也。止、代虽两经不同，据其脉状亦不殊别，故两存之。

虞曰： 此与第八难生气独绝之义略相似。八难言：父母生气源已绝于两肾之间，故云死也。此言一脏无气，言呼吸之间，肺行谷气，肾间父母之原气，亦无谷气所养，原气渐耗，乃知四岁必死。故云肾气先尽也。①

丁曰： 五十动者，是天地阴阳，以漏刻为制度。人之脉息，为自有损益，故无常数。其益过于六十，心肺有余也。心肺有余，则肾肝不足也。其损者不及四十之数，则心肺不足，乃肾肝有余也。今阳气虚少，故不满五十也。其言动而止者，谓吸不能至肾至肝而还，此是阳不荣于下，故肾气先绝也。绝则止也。此法又与生气独绝于内同法也。

【点评】杨注本难之止与《内经》之代，其义相同，可以接受，但以己意引证《灵枢》根结文，而又自增死亡日期，或杨氏另有所本亦未可知。虞氏引八难解释一脏为肾，是谷气先不荣肾，基础渐失，累至肝脾诸脏而加重，至心肺遍及五脏而死。此见解独特而有理，并与临证相合。丁氏将一脏肾无气与下难五脏脉绝于内、绝于外相提并论，难以理解。

十二难曰： 经言五脏脉已绝于内，用针者反实其外；五脏脉已绝于外，用针者反实其内，内外之绝，何以别之？然：五脏脉已绝于内者，肾肝气已绝于内也，而医反补其心肺；五脏脉已绝于外者，其心肺脉已绝于外也，而医反补其肾肝。阳绝补阴，阴绝补阳，是谓实实虚虚，损不足，益有余。如此死者，医杀之耳。

---

① 虞氏此见解与众不同。

吕曰：心肺所以在外者，其脏在膈上，上气外为荣卫，浮行皮肤血脉之中，故言绝于外也。肾肝所以在内者，其脏在膈下，下气内养筋骨，故言绝于内也。

丁曰：夫五脏内外者，为心肺在膈上，通于天气也。心主于脉，肺主于气，外华荣于皮肤，故言外也。肾肝在下，通于地气，以藏精血，最于骨髓。心肺外绝，绝则皮聚毛落；肾肝内绝，绝则骨痿筋缓。诊其脉，学者不能明于内外虚实，致使针药误投，所以实实虚虚，损不足，益有余。如此死者，是医杀之耳。

【点评】吕、丁二氏从五脏功能所主解释内外，固然有理，然本难重在脉象浮沉之诊内外阴阳，由于内外相互对待、相互制约，则针刺阴阳补泻反施，必致不良后果。此意为二注忽略，故难得其要领。

王翰林集注黄帝八十一难经卷之一

释音

一难：荣卫上于平反

二难：际音祭，画也

三难：覆芳福切，反复也　乘食陵切，侵也　濡乳兖切，下同

四难：别之上彼列反　当涩音色

五难：菽音叔

六难：沉持林反

七难：敦都昆反，厚也

八难：茎音衡

九难：数色角切

十难：缓音换

卷之二

十三难曰：经言见其色而不得其脉，反得相胜之脉者即死；得相生之脉者病即自已。色之与脉，当参相应，为之奈何？然：五脏有五色，皆见于面，亦当与寸口尺内相应。假令色青，其脉当弦而急。

吕曰：色青，肝也；弦急者，肝脉，是谓相应。

虞曰：色青脉弦，中外相应也。《素问》曰：肝部在目下，于此视色，以参脉证[①]。

色赤，其脉浮大而散。

吕曰：色赤，心也；浮大而散，心脉也，是谓相应。

虞曰：色赤脉大，色脉相应也[②]。《素问》曰：心部在口，视色合脉。

色黄，其脉中缓而大。

吕曰：色黄者，脾也。中缓而大，脾脉也。

虞曰：此色脉相应也。《素问》曰：脾部在唇，色见其中，以应脉状。

---

① 以参脉证：此为本难宗旨。

② 色脉相应也：虞注言简意赅。

色白，其脉浮涩而短。

吕曰：白者，肺也。浮涩而短，肺[1]脉也。

虞曰：肺部见于阙庭，两眉上也。

色黑，其脉沉濡而滑。

吕曰：色黑者，肾色也。肾主水，水性沉，肾亦在五脏之下，故其脉沉濡而滑。

虞曰：肾色之见于肌皮，在面取其地阁。

此所谓五色之与脉，当参相应也。

吕曰：此正经自病，不中他邪故也。虞曰：谓应本经虚实之证也。

丁曰：经言色青脉弦而急，色赤脉浮而散，色黄脉中缓而大，色白脉浮涩而短，色黑脉沉濡而滑。此是五脏色脉皆相应，谓正经自病无他色也，脉相则所以言当参相应也。

脉数，尺之皮肤亦数[2]。

丁曰：数即心也，所以臂内皮肤热也。

脉急，尺之皮肤亦急。

丁曰：急者，臂内经络满实，所以坚急也。

脉缓，尺之皮肤亦缓。

---

① 肺：原作“脉”，据守山阁本改。

② 皮肤亦数：不可解，丁释为“皮肤热”合于临床。

丁曰：缓者，肌肉消，故皮肤亦缓弱也。

脉涩，尺之皮肤亦涩。

丁曰：肺主燥，所以臂内皮肤亦涩也。

脉滑，尺之皮肤亦滑。

丁曰：肾主水，其脉滑，所以臂内皮肤亦滑也。此五者，皮肤滑、涩、急、缓、数，又与色脉参同也。

吕曰：此谓阴阳脏腑浮沉滑涩相应也。

五脏各有声色臭味，当与寸口尺内相应。

丁曰：其言相应者，脉数、色赤、皮肤热，此是心之一脏，色脉皮肤参相应也。脉急、青色、皮肤经络坚急[①]，此是肝之一脏，色脉皮肤参相应也。脉缓、色黄、皮肤缓，此是脾之一脏，色脉皮肤参相应也。脉涩、色白、皮肤涩，此是肺之一脏，色脉皮肤参相应也。脉滑色黑、皮肤滑，此是肾之一脏，色脉皮肤参相应也。凡诊脉者，先须循臂之内外[②]，然后诊脉视色也。

虞曰：肝脉弦，其色青，其声呼，其臭膻，其味酸。心脉洪，其色赤，其声笑，其臭焦，其味苦。脾脉缓，其色黄，其声歌，其臭香，其味甘。肺脉涩，其色白，其声哭，其臭腥，其味辛。肾脉沉，其色黑，其声呻，其臭腐，其味咸，此谓相应也。

其不相应者病也。

虞曰：相应，谓正经自病也。假令肝病，脉弦，色青，多呼，好

---

① 坚急：此后原衍“而青”二字，据守山阁本删。

② 臂之内外：当是尺肤。

膻，喜酸，此曰自病也。不相应者，乃如下说。假令肝病，脉涩，色白，多哭，好腥，喜辛，此曰相反。声色臭味，皆见肺之证候，金之贼木，此曰贼邪，不相应，必死也。①

假令色青，其脉浮涩而短，若大而缓为相胜；浮大而散，若小而滑为相生也。

吕曰：色青者，肝也。浮涩而短者，肺也。肺胜肝为贼邪。若大而缓，为脾脉也。肝胜脾，故言相胜也。浮大而散，心脉也，心为肝之子；若小而滑，肾脉也，肾为肝之母，肝为肾之子，子母相生，故为相生也。

丁曰：经引肝之一脏，其脉当弦急，其色当青，即为顺也。色青脉涩者，逆也。脉若大而缓，是肝胜于脾也，其病甚。故云相胜。若脉浮大而散，若小而滑，是为相生也。

经言知一为下工，知二为中工，知三为上工。上工者十全九，中工者十全八，下工者十全六，此之谓也。

吕曰：五脏一病辄有五。今经载肝家一脏为例耳。解一脏为下工，解二脏为中工，解五脏为上工。

丁曰：上工者，谓全知色、脉、皮肤三法相生相胜本始，故治病十全其九。中工知二，谓不能全收，故治病十全得八。下工知一，谓不解明于全法，一心治已病，故十全得六也。

虞曰：工者，万学万全，乃曰工也。凡为医者，穷《难经》，察脉之浮沉，脏腑虚实；通《素问》，知经脉往来，针之补泻；穷《本草》，识药之寒温，气味所归。全此三家，然后治病，可曰知三为上工也。医不三世，不服其药，谓非工也。《素问》曰：五脏之象，可

① 虞氏所言，乃中医诊法基础之论。

以类推，五脏相错，可以意识，此可曰工也。

【点评】诸注对上工、中工、下工解释不同。工之优劣上下，应是对掌握色脉尺肤合参技术而言，如丁氏所言，正说明诸法合参的重要。吕氏解以脏数，虞氏解以医典，恐不合经旨。

十四难曰：脉有损至，何谓也？然：至之脉，一呼再至曰平。

吕曰：平者，谓平调之脉也。

丁曰：平者，无过之脉也。

虞曰：人之呼吸，曰阴阳也。一呼一吸，谓之一息，经言一呼再至，一吸再至，谓之平脉也。人呼吸法阴阳，一息法一年。一息脉动四至，四至法四时。一呼脉行三寸，法三阳。一吸脉行三寸，法三阴。故曰平也。

三至曰离经。

吕曰：经言再至曰平，三至曰离经，不如经言也，其人必病。

丁曰：谓加于阴[①]之二倍，故曰离经。

虞曰：经者，常也。谓脉离常经之所。细而言之，人一呼脉行三寸，一吸脉行三寸，呼吸定息，脉行六寸。一日一夜，一万三千五百息，脉行八百一十丈，乃为一周。后从始起之经再行。令一呼脉三至，脉行四寸半。一吸三至，脉行四寸半，一息脉行九寸。一[②]日一夜一万三千五百息，脉行一千二百一十五丈，过于半脉，不在所起之经再起，故曰离经也。举一例以拟之：如人一日周行百里，却从初行

① 加于阴：此句义不明。待考。

② 一：原作“三”，据虞注之意改。

之处再行曰[1]平。今一日却一百五十里，过于五十里，不在周而复始之处再行，故曰离经也。

四至曰夺精。

吕曰：其人短困夺精者，鼻目唇口精候色夺诊见也。

丁曰：谓加于阴四倍，故曰夺精。

虞曰：平脉一息行六寸，今夺精之脉，一息行一尺二寸。此乃一日一夜息数，乃行两日夜脉度数。尺寸脉诸夫为数脉者，阳气乱，况阳为病，颇亦狂言，颜色恍惚[2]。吕氏言鼻目唇口精候色夺者，非也。夫人纳五味，味归形，形归气，气归精。今一息四至，乃阳气乱，故脉数。数则气耗，耗则精无所归，犹如[3]夺去，故曰夺精。如人一日行一百里，今一日行二百里，气疲乏[4]则耗也。

五至曰死。

吕曰：其人病证候已见，脉复加一至，定当死也。

虞曰：此比平脉一倍过半，四至已是夺精，五至，其死明矣。

丁曰：为加于阴六倍，故曰死也。

六至曰命绝，此死之脉。

吕曰：不出日死。

虞曰：五至，死之渐也。六至，今死矣。此言死之脉也。必是言至之脉[5]，恐写之误，可合下文。

---

① 曰：原作“日”，据守山阁本改。
② 惚：原作“欢”，据守山阁本改。
③ 犹如：原作“独加”，据守山阁本改。
④ 乏：原作“之”，据守山阁本改。
⑤ 必是言至之脉：此六字当是衍文。

何谓损？一呼一至曰离经。

丁曰：为阴加于阳四倍也。

虞曰：前之至脉离经，谓脉行过半。此之损脉离经，谓脉行减半，以下吸养于呼也。

二呼一至曰夺精。

丁曰：谓阴加于阳六倍也。

虞曰：平人脉，一日一夜，五十周身。今二呼而脉一至，一日一夜，不及一十三[①]周身，脉只行及二百二丈五尺，其人气耗血枯，神惨色夭，精华犹如夺去。

三呼一至曰死。

虞曰：平人之脉，三呼脉六至，一日一夜，八百一十丈，无危。今三呼脉一至，脉口行一寸半。一日一夜，只行及一百三十五丈，不及九周身[②]，如此之候，死可待也。

四呼一至曰命绝，此谓损之脉也。

虞曰：四呼当八至，今四呼脉一至，一日一夜，不及七[③]周身。气血已尽，脏败神去，故命绝也。

至脉从下上，损脉从上下也。

---

① 三：此后原衍“筒”字，据守山阁本删。

② 一百三十五丈，不及九周身：原作“六十七丈五尺，不及五周身”，此数误，据守山阁本改。

③ 七：原作“四”，据守山阁本改。

吕曰：至脉从下上者，谓脉动稍增，上至六，至多而呼少①；损脉从上下者，谓脉动稍减至一，呼多而至少也。

损脉之为病奈何？然：一损损于皮毛，皮聚而毛落。

虞曰：一损损肺，肺主皮毛，故皮聚而毛落也。

二损损于血脉，血脉虚少，不能荣于五脏六腑也。

虞曰：二损损血脉，是知心受之。心主血，今则心血枯，不能荣于五脏六腑也。

三损损于肌肉，肌肉消瘦，饮食不为肌肤。

虞曰：脉之三损损于脾。脾者，受纳五味，以化生五气脏腑，以长肌肤。今既损，故味不化，则肌肉消瘦也。

四损损于筋，筋缓不能自收持。

虞曰：四损损肝，病乃如是。《素问》曰：其有伤筋，纵，其若不容②。容，不收持也。

五损损于骨，骨痿不能起于床。反此者至于收病也。

虞曰：今之五损损于肾。肾主骨，故骨痿不能起于床。《素问》曰：肾热则腰脊不举，骨枯髓减，发为骨痿。痿者，无力也。

吕曰：收者，取也。经但载损家病，不载至家病。至家者，诸阳六腑病。六腑病，苦头痛身热，忽特不利，与损家病异。今反载损家病证，故损脉于此受病，非是至家病也。

---

① 少：原作“七”，据守山阁本改。

② 其有伤筋，纵，其若不容：原作“其有伤筋，纵，若其不容容”，据《素问·痿论》改。

从上下者，骨痿不能起于床者死。

吕曰：从肺损至骨，五脏俱尽，故死。肺在上也。

虞曰：至此推穷损家病证，一损肺，二损心，三损脾，四损肝，五损肾。乃如第五难脉轻重菽数下损之肾也。[1]

从下上者，皮聚而毛落者死。

吕曰：从肾损之肺，亦复五脏俱尽，故死也。此是损家。然病证，非至家病证。肾在下故也。

治损之法奈何？然：损其肺者，益其气。

吕曰：肺主气，今损，故当以针药益其气也。

丁曰：肺者，主其气。故损即补之以针，补其手太阴经中俞大渊穴也。以辛味佐不足，即是益其气也。

损其心者，调其荣卫。

吕曰：心者，荣卫之本。今损，当以针药调之。

丁曰：心者，主荣卫。故损即补之以针，补其手少阴经中井，手厥阴经中井，是其母。手少冲，手中冲，亦是其母。以苦味佐之，此调其荣卫之现也。

虞曰：心主血。血为忧愁，思虑伤于心，因兹致损。凡人血流据气，气动依血，宣调荣卫，节忧愁思虑以治之。

损其脾者，调其饮食，适其[2]寒温。

---

① 虞氏之注明白。

② 其：疑脱，据守山阁本补。

吕曰：脾主饮食。今其气衰损，谷不消化，故当调适寒温也。

丁曰：脾损则调其饮食，适其寒温。谓脾主意思，故顺其意思，饮食适其寒温也。

虞曰：脾化水谷以生气血，今见脾损，饮食不为肌肉，宜调节饮食，无令伤脾也。适其寒温者，启玄子谓春凉食，夏冷食，秋温食，冬热食也。本经曰：饮食劳倦伤脾也。

损其肝者，缓其中。

吕曰：肝主怒，其气急。故以针药以缓其中。

丁曰：肝主怒，以甘缓其中，以土味和其肝。当补足厥阴合曲泉穴是也。

虞曰：怒则气逆，脉乃强急，以凭方术，以缓其中。《素问·脏气法时论篇》曰：肝苦急，急食甘以缓之。又曰：宜食甘，粳米、牛[①]肉、枣、葵，味皆甘，甘性缓也。

损其肾者，益其精。此治损之法也。

吕曰：肾主精。今损，故以针药补益其精气。

丁曰：益其精者，以咸味补之，当补足少阴经中复溜穴，是其母也。

虞曰：耗用[②]过多而致损肾，宜凭咸味以补精华。[③]

脉有一呼再至，一吸再至；有一呼三至，一吸三至；有一呼四至，一吸四至；有一呼五至，一吸五至；有一呼六至，一吸六至。

---

① 牛：原作“生”，据《灵枢·五味》改。

② 用：原作“周”，据守山阁本改。

③ 本经论治损脉之病的法则，诸注并给出针药治法，可参。

虞曰：此重明前之至脉病证，乃如后说。

有一呼一至，一吸一至；有再呼一至，再吸一至；有呼吸再至。

虞曰：此重明损脉轻重生死，当如后说。

脉来如此，何以别知其病也？然：脉来一呼再至，一吸再至，不大不小曰平。一呼三至，一吸三至，为适得病。

虞曰：脉三至曰离经，反于常经，知病始得。

前大后小，即头痛目眩。

虞曰：病在三阳。

前小后大，即胸满短气。

丁曰：前大者，为寸外大也。后小者，寸内小也。寸前大则头痛目眩。寸后大者，胸满短气。[①] 经言寸部法天，主胸以上至头有疾故也。

虞曰：病在三阴。

一呼四至，一吸四至，病欲甚。

虞曰：脉病反常经。法曰：夺精之脉脉大，法曰浑浑革至如涌泉者，病进欲甚之理明也。

---

① 丁注以前后为寸内、寸外太牵强，当从《难经本义》讲脉象来去。

脉洪大者，苦烦满。

虞曰：病在三阳，阳盛烦满。

沉细者，腹[1]中痛。

虞曰：病在三阴，阴主于内，故腹中病也。

滑者，伤热。

虞曰：脉动如徐前，却流利替替然，热盛于气，其脉滑也。

涩者，中雾露。

虞曰：涩脉状如刀刮竹，寒盛于血，故脉乃涩也。

一呼五至，一吸五至，其人当困。

虞曰：脉一息十至，气血劳走不困，受为生死，如下说。

沉细夜加，浮大昼加，

虞曰：阴脉细沉，夜加可验。阳脉浮大，昼甚可知[2]。

不大不小，虽困可治。其有大小者，为难治。

虞曰：极大，阳大盛，必减。极小，阴水弱，必竭。故曰难治。

一呼六至，一吸六至，为死脉也。

---

① 腹，原作“胸”，据守山阁本改。
② 知：原作“加”，据守山阁本改。

虞曰：三倍于常，阳气乱极，故曰死也。

沉细夜死。

虞曰：阴绝使然。

浮大昼死。

虞曰：阳绝如是。

一呼一至，一吸一至，名曰损。

虞曰：此损至离经之脉证。

人虽能行，犹当著床。所以然者，血气皆不足故也。再呼一至，再吸一至①，名曰无魂。无魂者，当死也。人虽能行，名曰行尸。

虞曰：寻此至数，与前义相违，亦恐错简也。魂属阳，阳主生。今脉形如是减损，乃知阳绝。阳绝则魂去，故人死也。

上部有脉，下部无脉，其人当吐，不吐者死。上部无脉，下部有脉，虽困，无能为害也。所以然者，人之有尺，譬如②树之有根。枝叶虽枯槁，根本将自生。脉有根本，人有元气，故知不死。

丁曰：经言脉有从上下者，是谓五脏之气，不相荣养，致令有此

① 再吸一至：原作"呼吸再至"，据守山阁本改。
② 譬如：原在"人之有尺"前，据《难经本义》改。

损至也。五脏之气，随呼吸上下，递相荣养。其心肺[1]主气，脉则随吸而荣其肾肝，其吸不能至肾至肝者，盖肾先损，则病骨痿也。其肾肝不荣于上，故先病其肺，病则皮聚毛落也。其损甚者皆死。一呼再至曰平，一呼三至，即是阳加于阴二倍也，适得病也。其脉洪大曰离经。前大者，谓寸外大也。后小者，谓寸内小也。前小者，寸外小也。后大者，寸内大也。前大后小，则头痛目眩。前小后大，即胸满短气。经曰：上部法天，以候胸以上至头。《素问》曰：寸外以前，主头角耳目。寸内以后，主胸中。关以上，主膈下胁旁。关内以后，主腹中。尺外以前，主脐下。尺内以后，主至足下[2]。凡左右有此大小，随部言之。一呼四至，谓阳气加阴四倍，故曰夺精也。二呼一至者，是阴加于阳四倍，亦曰夺精。其浮大者，阳病甚，苦[3]烦满也。加于滑者，伤于热极也。其沉细者，阴病甚，所以腹中痛也。加于涩者，中雾露所作也。一呼五至，一吸五至，沉细则夜甚，浮大则昼甚，其有内外大小者，游魂也。此不可疗，其数至愈增愈减者死。上部有脉，下部无脉，其人自当发吐。其不吐，是气独绝于内也。上部无脉，下部有脉，虽困无能为害者，谓神内[4]守也。神昏如鱼掉尾者死。

杨曰：上部寸口，下部尺中也。

虞曰：此又明人禀父母之元[5]气也。

【**点评**】本难分两段，前段主要论损至脉及其病证，诸注具体解释多，概括分析少，唯虞注认为，前论五脏损至脉，后论三阴三阳损至脉，或可理解为经络之病，因而与滑寿注本难所讲内伤五脏和外伤邪气的分类相近。吕以为本难未载至脉之病，当属六

---

① 肺：原作“脉”，据守山阁本改。

② 《素问》曰……主至足下：《素问》无此经文，且《内经》脉诊无寸关尺之分，其所谓尺者，尺肤也。丁注大误。

③ 苦：原作“若”，据守山阁本改。

④ 内：原作“不”，据守山阁本改。

⑤ 元：原作“无”，据守山阁本改。

腑。但此难概论五脏阴阳虚实，腑即在其中，故《难经本义》以为“至于收病”是“至脉之病”之误，可参。后段论元气，虞注一语点明，杨注则指出脉位在尺中，这是要点。至于丁注结合损至脉病证及《素问》尺肤诊病部位讨论尺脉元气，大可商榷。盖前段上下、下上指损至脉的变化趋向，与后段上下所指寸口、尺中不同，且所引《素问》经文，今本查无，不知何据。待考。

十五难曰：经言春脉弦，夏脉钩，秋脉毛，冬脉石，是王脉耶？将病脉也？然：弦钩毛石者，四时之脉也。春脉弦者，肝东方木也。万物始生，未有枝叶。故其脉之来，濡弱而长，故曰弦。

吕曰：春，万物始生，未有枝叶，形状正直如弦，故脉法之也。

丁曰：春脉弦者，微弦曰平。平者，谓有胃气。胃者，土也，能成于四方，间于四旁，故四时脉见弦、钩、毛、石，皆当微见，即是有胃气也。但独见四时之脉者，皆无胃气也。[①]

夏脉钩者，心，南方火也。万物之所盛，垂枝布叶，皆下曲如钩。故其脉之来疾去迟，故曰钩。

吕曰：心脉法火，曲如钩。又阳盛，其脉来疾，阴虚，脉去迟也。脉从下上至寸口疾，还尺中迟，寸口滑不泄，故令其脉环曲如钩。[②]

秋脉毛者，肺，西方金也。万物之所终，草木华叶，皆秋而落，其枝独在，若毫毛也。若其脉之来，轻虚以浮，故曰毛。

---

① 丁注诸脉皆微，是有胃气，甚是。此《内经》不易之理。

② 吕注“尺中迟，寸口滑不泄”，或有所独悟，可参。

吕曰：肺浮在上，其气主皮毛，故令其脉浮如毛也。

冬脉石者，肾，北方水也，万物之所藏也。盛冬之时，水凝如石，故其脉之来，沉濡而滑，故曰石。

吕曰：肾脉法水①，水凝如石，又伏行温于骨髓，故其脉实牢如石也。

此四时之脉也。如有变奈何？然：春脉弦，反者为病，何谓反？

丁曰：反者，为见秋脉如毛，是谓肝病。

然：其气来实强，是谓太过，病在外。

吕曰：实强者，阳气盛也。少阳当微弱，今更实强，谓太过。阳主表，故令其病在外也。

丁曰：病在外者，是少阳，其脉微弦。今实强者，是胆有余，面青好怒，是肝木之外证也。

气来虚微，是谓不及，病在内。

吕曰：厥阴之气养于筋，其脉弦。今更虚微，故曰不及。阴处中，故令其病在内。

丁曰：病在内者，肝不足也。肝含血养筋，不足则筋缓，溲便难，是肝之内证也。

虞曰：太过之脉，谓不至而至。不及之脉，谓脉息虚微。太过，眩冒颠疾，其不及，则令人胸痛，引背下，则两胁胀满也。

---

① 肾脉法水：此句与前“心脉法火”，是吕氏对心肾脉象的体会。

气来厌厌聂聂，如循榆叶，曰平。

吕曰：春，少阴、厥阴俱合主。其脉之来，如春风吹榆叶，濡弱而调，故曰平脉也。[①]

益实而滑，如循长竿，曰病。

吕曰：此谓弦多胃气少也。
丁曰：长而不软，故若循竿，是为病也。

急而劲益强，如新张弓弦，曰死。

吕曰：此谓但弦，无胃气也。
丁曰：谓强急而紧细，故曰如新张弓弦也。

春脉微弦曰平，弦多胃气少曰病，但弦无胃气曰死。春以胃气为本。

吕曰：胃主水谷，故人禀胃气。
丁曰：胃者，水谷之海。五脏皆受气于谷，胃者主禀四方，故以胃气[②]为本也。

夏脉钩，反者为病，何谓反？

丁曰：谓脉来石滑，如冬之脉，故曰反。

然：其气来实强，是谓太过，病在外。

吕曰：实强者，太阳受气盛也。太阳者，浮散，今反实强，故曰

---

① 此春肝平脉与《内经》有所不同，吕注强调其舒达形象，亦无不可。
② 气：此后原衍“而”字，据守山阁本删。

太过也。

丁曰：其外者，太阳、小肠为腑，故病在外。其面赤喜笑，是心火之外证也。

气来虚微，是谓不及，病在内。

吕曰：手少阴主血脉，其气尚平实，今反见虚微，故曰不及也。

丁曰：少阴心，夏盛王。今反虚微，是谓不及。不及则病在内，喜笑其神不守。

虞曰：少阴心脉，本平实。今反虚微，故曰不及也。太阳小肠，脉本浮大，今反实强，曰太过也。其太过不及之证，乃如下说。《玉机真脏论篇》曰：夏脉太过，其病身热而肤痛，为浸淫。其不及者，令人烦心，上见咳嗽，下为气泄也。

其脉来，累累如环，如循琅玕，曰平。

吕曰：心满实，累累如人指循琅玕者，是金银镮钏之物劲也。此皆实之类也，故云平。

丁曰：言心脉满实，累累如连珠，其言循琅玕者，谓琅玕是玉与珠类贯如环之象也。

来而益数，如鸡举足者曰病。

吕曰：心脉但当浮散，不当数也。鸡举足者，喻其数也。

丁曰：心脉但当浮散，今又加其至数，即病，故喻其脉如鸡举足[①]走也。

前曲后居，如操带钩，曰死。

---

① 如鸡举足：非数，《内经》喻其脉来急疾，至数不加。

吕曰：后居谓之后直，如人革带之钩，前曲后直也，是谓但钩无胃气。

丁曰：操者，执也。如手执革带，前钩曲无力也。后居，倨而不动劲有，故曰死也。

夏脉微钩曰平，钩多胃气少曰病，但钩无胃气曰死。夏以胃气为本。

吕曰：胃者，中州，主养于四脏也。

秋脉微毛，反者为病。何谓反？然：气来实强，是谓太过，病在外。

吕曰：肺脉者，当微毛。今更实强，故曰病在外。

丁曰：外者，谓手阳明太阴也。故外证面白善嚏，悲愁不乐，皮毛干燥，此是肺金之外证也。

气来虚微，是谓不及，病在内。

吕曰：肺脉轻，虚浮如毛。今按之益虚微，是无胃气，故病在内。

丁曰：病在内者，手太阴肺也，其内证，喘咳、洒淅寒热。此是肺金之内证也。

虞曰：太过不及，病如下说。《玉机真脏论篇》曰：秋脉太过，则令人逆气，而背痛愠愠然。秋脉不及，则令人喘，呼吸少气，上气见血，下闻病音。

其脉来，蔼蔼如车盖，按之益大，曰平。

吕曰：车盖，乃小车之盖，轻浮，蔼蔼然也。按之益大，有胃气，故曰平也。

丁曰：如车之曲盖偃蔼之状，故曰平也。

不上不下，如循鸡羽，曰病。

吕曰：如循鸡羽者，是其气虚微，胃气少，故曰病。

丁曰：手太阴肺金，乘夏余阳，故其脉上。又，其气当于下降，今不上不下，如循鸡羽者，但当涩涩然，故曰病也。

按之消索，如风吹毛，曰死。

吕曰：此无胃气。

丁曰：风吹毛者，飘腾不定无归之象，故曰如风吹毛而死也。

秋脉微毛为平，毛多胃气少曰病，但毛无胃气曰死。秋以胃气为本。

吕曰：四脏皆须禀胃气也。

冬脉石，反者为病，何谓反？然：其气来实强，是谓太过，病在外。

吕曰：冬脉当沉濡，今反实强，故曰太过。太过者，阳脉病，故言病在外也。

丁曰：反者，冬得长夏之脉。长夏者，土也，胃土脉缓而微曲，故病也。在外者，是足太阳之经也，面黑善恐欠，是其肾水之外证也。

气来虚微，是谓不及，病在内。

吕曰：冬脉沉濡，今反虚微，故言不及。不及者，阴病在内也。

丁曰：足少阴肾脉也，主水王冬。其脉沉濡而滑。今虚微少气，是谓不及，病在内。其内证，气逆，小腹急，痛泄如下重，此肾水内证也。

虞曰：冬脉太过，则令人解㑊，谓似病不病也。春脉痛而少气不欲言也。冬脉不及，则令人心如悬，病饥，中清，脊[1]中痛，少腹满，小便变也。

脉来上大下兑，濡滑如雀之喙[2]，曰平。

吕曰：上大者，足太阳。下兑者，足少阴。阴阳得所，为胃气强，故谓之平。雀喙，谓本大末[3]兑也。

丁曰：肾脉本性濡滑，今诊之，应手而大，去而小，故曰上大下兑，喻如雀喙，是谓平也。

啄啄连属，其中微曲，曰病。

吕曰：啄啄者，不息，故谓之连属。其中微曲，是脾来乘肾，脉缓而曲，故病。

丁曰：啄啄谓如雀，啄啄连连时止，肾衰之病也。

来如解索，去如弹石，曰死。

吕曰：解索谓虚缦无根本也，来迟去疾，故曰弹石也。

丁曰：诊之应手如脱解之索，无力也，去疾而如弹石，是肾死也。

冬脉微石曰平，石多胃气少曰病，但石无胃气曰死。

---

① 脊：原作“春”，据守山阁本改。
② 喙：原作“啄”，据守山阁本改，下同。
③ 末：原作“未”，据守山阁本改。

冬以胃气为本。胃者，水谷之海也，主禀四时，故皆以胃气为本。是谓四时之变病，死生之要会也。

虞曰：胃属土，土者，五也。万物归之，故曰水谷之海。一年王辰戌丑未，故曰主禀四时。谓弦、钩、毛、石，四时之经，皆得胃气为本。若胃气少则人病，若无胃气则人死。故曰四时变病，死生之要会也。万物非土孕育，则形质不成也。《易》曰：坤厚载物，德合无疆。

脾者，中州也，其平和不可得见，衰乃见耳。来如雀之啄[1]，如水之下漏，是脾之衰见也。

吕曰：脾寄王四季，故不言王言平和。脉不见，其衰病见耳。其脉见如屋之漏，如雀之啄，如水之下漏，皆肾来乘脾，故使衰病。肝乘脾则死。肾不胜脾，故但病也。

丁曰：脾者，成于四方，故平常不见，衰乃见。如雀之啄，如水之滴漏。

虞曰：如水之漏，乃是脾脉太过。如雀之啄，是谓脾脉不及。太过则令人四肢不举，不及则令人九窍不通。故平和不可得见，衰乃见也。

【**点评**】本难诸注以四时脉理为基础，联系三阴三阳、《周易》、五脏病证等，说理丰富，突出本经特点，并不拘于《内经》具体章句。

十六难曰：脉有三部九候。

吕曰：三部者，寸、关、尺也。九候者，上部三候，中部三候，

---

① 啄：原脱，据守山阁本补。

下部三候，三三如九也。

丁曰：三部者，寸、关、尺也，九候者，浮、中、沉也。是一难之所演也。[①]

虞曰：三部法三才，故有天地人。三部之中，亦各有天地人，因而成九。上部天，以候头角，上部之人，以候耳目，上部之地，以候口齿。中部之天，以候肺，中部之人，以候心，中部之地，以候胸中之气。下部之天，以候肝，下部之人，以候脾胃，下部之地，以候肾。故曰三部九候也。[②]

有阴阳。

吕曰：寸口者，阳脉见九分而浮，尺部者，阴脉见一寸而沉。

丁曰：阴阳者，是二难，尺寸皆阴阳前后上下之法也。[③]

虞曰：三部之中，各有一阴一阳，来者为阳，去者为阴。察阳者，知病之所有，察阴者，知死生之期也。[④]

有轻重。

吕曰：肺如三菽之重，是谓轻。肾脉，按之至骨，如十五菽[⑤]之重，是谓重也。

丁曰：轻重者，是五难言轻重之法也。

虞曰：凡切阳脉，乃轻手取，谓阳脉浮也。切阴脉，乃重手取，谓阴脉沉也。故曰轻重也。

有六十首。

---

① 丁注误。一难不言寸关尺，此乃十八难所言。

② 虞氏所言，见于《内经》。

③ 丁注准确。

④ 虞注太泛。

⑤ 菽：原作“叔”，据守山阁本改。

吕曰：首，头首也。盖三部从头者，脉辄有六十首。

丁曰：六十首者，是十难经一脉变为十是也。

虞曰：六十首者，乃一脉变为四时是也。谓春脉弦，夏脉钩，秋脉毛，冬脉石，季夏及四季脉缓，逐四时之休王，一脉变为五十二经，内成六十首也。

一脉变为四时。

吕曰：是手太阴之动，以决四时逆顺吉凶之法也。

丁曰：十五难是言四时以胃气为本，况经脉十二经，谓脉随四时之变换，非手太阴也。

虞曰：凡切脉，始起于六脉，谓浮、沉、长、短、滑、涩也，乃三阴三阳之脉也。六脉趣四时之变，故有二十四脉形焉。今六十首，乃备言手足三阴三阳，合之为十二脉，随弦、钩、毛、石变之为时经，合之为六十脉。故曰一脉变为四时。

离圣久远，各自是其法。何以别之？

吕曰：言三部是一法，九候是一法，阴阳是一法，轻重是一法，六十首是一法，言法象无多，难可分别。故言之此难也。

丁曰：离圣人久远者，为越人时去圣逾远也。各自是其法者，为前所演其法也。故曰各自是其法也。

然：是其病有内外证。

吕曰：法象无多，或变为四时，难可分别。故以中外别其病，以名之难也。

丁曰：是字当作视物之视。上文言视病之法，不与诊法同，故云别也。然字者，是越人自答之语也。言使人视其精明五色，循按察之左右，即知内外之证。故知是字当作视物字用，此是字传写之错误也。

虞曰：一脏一腑，乃一表一里，腑之病主于外，故有外证，脏之病主于内，故有内证也。

其病为之奈何，然：假令得肝脉，

虞曰：肝脉弦软而长。

其外证善洁，面青，善怒。

虞曰：足少阳胆者，腑也，故有病则见于外也。又胆为清净之腑，故善洁也，主于外，见面青也。又胆为中正之官，主决断，故善怒也。

其内证脐左有动气，按之牢若痛。

虞曰：五积之候，肝之积名曰肥气，在脐之左也。[①]

其病四肢满闭。

虞曰：肝木脾土，脾主四肢，木病则土无所畏，故四肢闭满。《玉机真脏论篇》曰：脾太过，令人四肢不举。

癃溲便难，转筋，有是者肝也。无是者非也。

丁曰：肝者，东方木也。其治在左，应震。脐左有动气，按之牢若痛，其病四肢满闭者，谓肢节挛蝉也。淋溲便难者，足厥阴上系舌本，下环[②]于阴器，故淋溲便难也。其转筋者，谓肝含血以养筋，故病即转筋也，有此内外证，即肝也。无是者，非也。

---

① 此乃《难经》腹诊之法，虞注脐左动气是肝积者，非。

② 环：原作“怀”，据守山阁本改。

虞曰：癃溲，谓小府涩也。便难，大府所注难也。谓肝脉循于阴器，故癃溲也。肝肾主下部，肝病则气逆，不行于下，故便难也。肝属木也，木曰曲直，筋乃象之。今肝病，故转筋也。

吕曰：外证者，腑之候。胆者，清净之腑，故面青善洁。若衣被饮食不洁者，其人便欲怒。胆色青，故面青[1]也。其内证者，肝之证。肝者，东方为青龙，在左方，故肝之证在脐左。

假令得心脉，其外证，面赤，口干，喜笑。

丁曰：外证者，手太阳之脉为外经，故有病即见于外。其应火，故病即外热，口干，喜笑，是其外证也。

虞曰：心脉浮大而散，心属火，火性炎上，故面赤口干也。心在声为笑也。

其内证，脐上有动气，按之牢若痛，其病烦心，心痛，掌中热而啘，有是者，心也。无是者，非也。

丁曰：心者，南方火也，其位在离。故脐上有动气，其病烦心、心痛、掌中热而啘者，心病即烦痛，故啘。臂内掌中热而啘者，是其内证也。有其证者，心之病。无其证者，即非也。

虞曰：心之积名曰伏梁，在脐上。火之生热。心为五脏之君，四脏有病，心主知之，尚有痛状，何况本经自[2]病耶。常痛，乃心包脉也，正心不受病，病则旦占夕死，夕占旦死。重明受病，则心包络，乃手厥阴之脉，出两手中指之端，不入掌心，屈名指取之，穴名劳宫穴，心包病，则掌中热而啘心。

吕曰：外证者，小肠手太阳脉为热，故令口干。阳主躁，故喜笑也。其内证者，心。心在前为朱雀，故证在脐上也。

---

① 青：此后原衍“怒”字，据守山阁本删。

② 自：原作“百”，据守山阁本改。

假令得脾脉，

虞曰：脾脉中缓而大。

其外证，面黄善噫。

丁曰：其外证面黄，阳明为胃之经，故见色黄，外之证也。
虞曰：脾，土也。在变动为噫。

善思，

虞曰：脾者在志为思也。

善味，

虞曰：脾主甘受味，故善味。

其内证，当脐有动气，按之牢若痛。

虞曰：脾之积，名曰痞气，当脐之中。

其病，腹胀满，食不消，体重，节痛，怠堕嗜卧，四肢不收。有是者，脾也。无是者，非也。

丁曰：内证者，足太阴脾也。当脐有动气者，脾主中州也。其病腹满，食不消，体重节痛，怠堕嗜卧，四肢不收，皆为土。土静，故有此证。前注言外证面黄而不解余说者，为善噫。善味者，是脾也。今腹胀满，食不消，即是胃也。胃为水谷之海，病即食不消，体重节痛，怠堕嗜卧，四肢不收，皆是见外证也。今却言内证也，此经所说，文至不明，未敢尽注其说，以俟后贤。

虞曰：湿气胜则令人膨胀，阳气在下，食乃不消，得主内，病则如是。脾属土，土性安静，故知是土主四肢，病乃四肢不收。

吕曰：外证，足阳明胃脉之证。胃气实，谷气消，即多所思，欲饮食。胃气虚，食不消，气力虚羸，其人感思虑。内证者，脾也，脾在中央，故证当脐。脐者，又阴阳之中，故其脉在脾也。

假令得肺脉，其外证，面白善嚏，悲愁不乐，欲哭。

丁曰：其外证者，手阳明之经，大肠为肺之腑也，故善嚏，悲愁不乐，欲哭。此外之证也。

虞曰：肺脉浮短而涩，面白，乃金之色也。肺主皮毛，皮毛外感寒，内合于肺，故嚏也。悲者，肺之志也。脾土肺金，脾[1]为肺母，脾主歌，子病母忧，故不乐。在声为哭。

其内证，脐右有动气，按之牢若痛。其病，喘嗽，洒淅寒热，有是者，肺也。无是者，非也。

丁曰：其言内证者，手太阴之经，应西方金，在兑。故言脐右有动气也。其为喘嗽，洒淅寒热者，故知内证也。

虞曰：肺之积，名曰息贲，在右胁下。肺主皮毛，今寒气外感于皮毛，内合于肺，则气道涩，故喘而咳。肺主气，外候于皮毛，肺虚则洒淅寒，肺实则热而闷，故云寒热也。

吕曰：外证者，大肠脉也，乃手阳明之脉，为肺之腑。气通于鼻，故善嚏。肺主秋，秋，愁也。故其病悲哭。内证者，肺之证。肺主皮毛，有寒则洒淅咳嚏。肺在西方，为白虎，主右方，故证在脐右。

假令得肾脉，其外证，面黑，喜恐欠。

---

① 脾：原作“肺”，据守山阁本改。

丁曰：其外证者，太阳膀胱之经，故为外经也。故有病则色黑，面黑喜恐欠也。

虞曰：沉濡而滑，肾之脉也。黑色，肾之色也。在志曰恐，巨阳虚则欠。

其内证，脐下有动气，按之牢若痛。

虞曰：肾之积，名曰贲豚，在脐下[①]。

其病逆气，少腹急痛，泄如下重，足胫寒而逆。有是者，肾也。无是者，非也。

丁曰：其内证者，肾王于冬，应北方，故在脐之下也。其病，逆气，少腹急痛，泄如下重，其泄者为大瘕，泄而里急后重也。此内之证也。

虞曰：肾气不足，伤于冲脉，故气逆。肾者，足少阴之脉，循少腹，与足厥阴、足太阴三阴交于脐下。今病，故少腹急痛也。五泄之候，肾为后重泄。肾者，胃之关，今气虚，故为下重泄，谓食毕思急圊。足内踝上五寸间，乃足少阴之动脉，故足胫寒而逆。《通评虚实论》曰：气逆者，足寒也。

吕曰：外证，足太阳膀胱脉也。其人善欠者，其人善恶寒，若胫寒，身体洒洒而寒，故[②]善欠。肾与手少阳，俱主候心，故善恐。其内证者，肾王于冬，主北方玄武，故证在脐下。

虞曰：经言是其病有内外证，推寻至此，惟肝脉平证，善洁二字是表证，心脉不见手太阳外证，脾脉中有善噫，是外证，肺脉亦无手阳明之证，肾脉中只有欠一字，是足太阳不足之证。五脏推之，《黄帝素问》并言皆只足脏之证也，越人言其外证者，取其形见于外也，

---

① 在脐下：此后原衍“故云在脐下”五字，据守山阁本删。

② 故：此后原衍“其”字，据守山阁本删。

吕氏所注，多不该经旨。

【点评】本难大旨论脉证合参，是临诊法规之一，《内经》曾有此论，《难经》则更明确之，从而确定为中医临证诊断大法。其中内外证，分明是外察、内求所得，统属于诊察方法，后之“其病”云云，亦均系各脏腑相关症状。诸注囿于证候具体内容解释之争，反弃主旨也。

有关内外证的解释，吕、虞二人均认为腑属阳为外证，脏属阴为内证。然据经文分析，难合本义。《难经古义》日·滕万卿认为，此当指“诊候内外”，“所谓外证者，医坐病人之侧，以为望闻也；内证者，亲逼病人，按腹诊脉，以为问切也”。此义近是。

十七难曰：经言病或有死，或有不治自愈，或连年月不已，其死生存亡，可切脉而知之耶？然：可尽知也。诊病若闭目不欲见人者，脉当得肝脉强急而长。

丁曰：此是肝之病证，故脉[1]强急而长。

杨曰：强急犹弦急。

虞曰：肝木之脉，弦软而长。今见强急，病乃如是。

而反得肺脉浮短而涩者，死也。

丁曰：浮短涩者是肺脉，此者金当胜木，故知死也。

杨曰：肝为木，肺为金，肝病得肺脉，真鬼来克，金胜木，故必死也。[2]

① 脉：原作“则”，据守山阁本改。

② 杨氏意为恶邪戾气。

病若开目而渴，心下牢者，脉当得紧实而数，反得沉濡而微者，死也。

丁曰：心之病证，今反见肾脉，心火肾水，水来克火，故知死也。

杨曰：心病得肾脉。水胜火，故死也。按之短实而数，有似切绳，谓之紧也。按之短小不动摇，若有若无，轻手乃得，重手不得，谓之微也。

虞曰：病开目而渴，心下牢，脉又紧实而数，此曰阳病得阳脉，脉不相反。今见沉濡而微，谓阳病得阴脉，故曰死也。

病若吐血，复鼽衄血者，脉当沉细而反，浮大而牢者，死也。

丁曰：此者，肺脉之病证。今反见心脉，心火肺金，火来胜金，故知死也。

虞曰：血属阴，吐血衄血，脉得沉细，此谓脉与病相应。今反浮大而牢。与病相反，故死也。

病若谵言妄语，身当有热，脉当洪大，而手足厥逆，脉沉细而微者，死也。

丁曰：此病是心病之证，今反手足厥，脉沉细而微者，是水胜火，即知死也。

杨曰：按之迟但小谓之细。

虞曰：肺主声，心主言，今脉洪大，是知热乘于心，肺邪受之，故谵言妄语。肺主皮毛，今邪客于卫气，不得宣通，乃身热。夫如是，病与脉相应。今手足厥逆，脉沉细而微，阳病得阴脉，故云必死也。

病若大腹而泄者，脉当微细而涩，反紧大而滑者，死也。

丁曰：此病脾土之证候，紧大滑者是肝，木来胜土，故知死也。此经不言肾，水之证，阙此一脏也。

杨曰：凡此五者，病脉相反，故为必死。经云：五逆者死。此之谓也。[①]

虞曰：湿气胜则胀，脾不禁故。脉微细涩，病脉相承。紧大而滑，此曰相反。如此之候，其死明矣。

【**点评**】诸注多从五脏脉证相从相反（乘侮）着眼，反觉狭窄，据实应包括：①五脏脉证相生相克；②证候与脉象阴阳相应相反；③脉证虚实之象相应相反三个方面。

十八难曰：脉有三部，部有四经，手有太阴阳明，足有太阳少阴，为上下部，何谓也？然：手太阴，阳明金也，足少阴，太阳，水也，金生水，水流下行而不能上，故在下部也。

丁曰：夫脉有三部者，寸、关、尺也。若合两手言之，即六部也。每部之内，各有二经。六部之内，合为十二经。今此云四经者，是谓手太阴[②]阳明，与足太阳少阴，此四经者，法水火之性，各有纲纪，而不能变通上下。馀八经在手生足，在足生手，所以经言部有四也。是右手寸口，肺与大肠应金，生左尺水也。足太阳少阴水，其性润下，故不能上生于手，而生左足厥阴、少阳木。此二部皆是足之经纪，所以言在下部也。是左尺水，生左关木。

---

① 杨氏此言，点出本难主旨，即脉证相参以断生死之法。

② 阴：原作“阳”，据文义改。

杨曰：手太阴，肺脉也，肺为诸脏上盖。其治在右方，故在右手上部也。手阳明，大肠脉，是肺之府，故随肺居上部焉。足少阴肾脉，肾为水，肺之子，水流趣于肾。又，最居于下，故为左手下部也。足太阳膀胱，为肾之府，故随肾居下部焉。经言脉有三部，部有四经者，谓总两手而言之也。两手各有三部，部各有二经，两手上部合四也。中下二部亦复如此。三四十二，则十二经也。肺金居上而下生肾水，故肺肾在左右手上下部也。

足厥阴少阳木也，生手太阳少阴火。火炎上行而不能下，故为上部。

丁曰：手太阳、少阴，应左寸君火，火性[1]炎上，不能下生足，而生手心主、少阳火，是生右尺相火也。

杨曰：足厥阴，肝脉也。肝治在左方，故为左手之下部。足少阳胆者，为肝之府，故随肝居下部[2]也。手太阳小肠脉，为心之府，故随心居上部焉。

手心主、少阳火，生足太阴、阳明土，土主中宫，故在中部也。

丁曰：是相火应其灰火[3]也。中部者，右关也。生右寸金也。

杨曰：手心主心包络脉也；手少阳，三焦脉也。故合为左手中部。[4] 足太阴，脾脉也；足阳明，胃脉也。故合为右手中部。此经作如此分别，若依《脉经》配二部，又与此不同也。

虞曰：经言手心主、少阳火，生足太阴、阳明土，土主中宫，故

---

① 性：原作“上”，据守山阁本改。

② 肝居下部：杨注失当，经文虽未言，应是中部。

③ 灰火：丁注心包、三焦相火，相对心君真火喻“灰火”。

④ 杨注包络、三焦在左手中部，杨注失当。

在右手中部。惟只言火生土之意，不言手心主、少阳在左手中部，惟只取其相生言之也。今明三部相生之意如此。右手尺中少阳火，生关上阳明土，关上阳明土，却生寸口太阴金，寸口太阴金，却生左手尺中少阴水，左手尺中少阴水，却生左手关上厥阴木，关上厥阴木，却生左手寸口少阴火，却又别心主火，故心主生足太阴阳明土也。此乃五行相生之意耳。又足厥阴与足太阴，何以居于左右两手关部中，胃脾太阴，脾脉居于中州，乃在右手关上也。又足厥阴木，木者根生于地，枝叶长于天，亦阴阳共焉，故亦在左中部也。①

此皆五行子母更相生养者也。

丁曰：言此皆五行更相生养者，是谓右寸金生左尺水，水生左关木，木生左寸君火，君火生右尺相火，相火生右关土，而后生右寸金，故言子母更相生养者也。

脉有三部九候，各何所主之？然：三部者，寸、关、尺也。九候者，浮、中、沉也。

丁曰：前顺五行而言之生养，即逆三部而反到，所以经别问各何所主也。

杨曰：寸口，阳也；关，中部也；尺中，阴也。此三部各有浮、中、沉三候，三三九候也，故曰九。浮为阳，沉为阴，中者，胃气也。

虞曰：一部之中有三候，浮者为腑，沉者为脏，中者，乃是中焦之脉也。假令寸口浮为腑，沉为脏，中为中焦，皆仿此用之。

上部法天，主胸以上至头之有疾也。

---

① 虞注以物象五行释脏腑脉位，特肝胆脉位在左关，可参。

丁曰：两手寸口，皆为上部，即寸外主头，寸内主胸中，是头皆一指下，前后言病，左右同法也。

杨曰：所谓自膈以上为上焦也。

中部法人，主膈以下至脐之有疾也。

丁曰：言左右两关也。第二指半指以前言膈下，半指之后主脐上，左右同。

杨曰：所谓自膈以下为中焦也。

下部法地，主脐以下至足之有疾也。

丁曰：下部左右两尺，第三指半指之前主脐下有疾，半指之后，以候至足之有疾。

杨曰：所谓自脐以下至足为下焦也。

审而刺之者也。

丁曰：刺字当作次第之次。此是审三部各有内外，主从头至足之有疾也。故知刺字传文误也。

杨曰：用针者，必当审详三部九候病之所在，然后各依其源而刺之也。

人病有沉滞久积聚，可切脉而知之耶？然：诊在右胁有积气，得肺脉结，脉结甚则积甚，结微则气微。诊不得肺脉，而右胁有积气者，何也？然：肺脉虽不见，右手脉当沉伏。

丁曰：病久积聚，可切脉而知之者，五脏六腑，皆有积聚。今云右胁有积气，当肺脉见，如是脉不见，亦沉伏。详经之意，脉浮，行肉上，肾脉沉，行于筋下，其浮行于肉上而无常数而止者，名曰结也。其沉行于筋下时上，名曰伏也。伏者，脏病积也。浮结者，腑病聚也。两手三部，各有浮沉结伏而言病也。今经引肺脉一经于此言之也。

杨曰：往来缓而时一止复来，谓之结也。脉结甚者，是诊脉之状也。结甚者，此结训积，犹言脉结甚则积甚，脉积微则积微。其言积隐也。

虞曰：结脉主块积，其脉动而中止，小数有还反动，故曰结也。其积之大小，随诊言之也。

杨曰：诊虽不得肺脉浮短而涩，但右[①]手脉当沉伏，即右胁有积气矣，肺治在右也。极重指着骨乃得，故谓伏脉也。

其外痼疾同法耶，将异也？然：结者，脉来去时一止无常数，名曰结也。伏者，脉行筋下也。浮者，脉在肉上行也。左右表里，法皆如此。假令脉结伏者，内无积聚，脉浮结者，外无痼疾，有积聚脉不结伏，有痼疾脉不浮结，为脉不应病，病不应脉，是为死病也。

丁曰：人心有所思慕，脉亦结。心无所思，内外无病，其脉伏结。此者形不病而脉病，故知死矣。

杨曰：脉与病不相应为逆者，难治，故曰是死病也。

【**点评**】本难分为三段。第一段就寸口三部的五脏诊位安排，提出其原理是五行相生，诸注亦依此理进行释义，并结合五脏在体内的位置而说理，即心肺在上配左右寸、肾在下配左尺、脾胃在中焦配右关，肝胆属木由水生出故在中而配左关。惟手心主、少阳的配位解释不同。杨氏认为手心主包络、手少阳应在左手中

---

① 右：原作“左”，据守山阁本改。

部，丁氏认为左寸君火生右尺相火，虞氏则故意模糊而讳言之。寸口三部的五脏配位，《难经》以五行相生(杂以藏象之理)论说，则左寸心与右尺手心主、少阳，同为火，释以同气相求而生之理可也。此外，本难未及命门之脉位，丁注以手心主、少阳为相火，与时医以命门相火之论相呼应而诊于右尺，作为命门的诊位，这也同《脉诀》“左肾右命”在学术上所持观点相同。其实，依现今认识，命门出于肾，因此两尺俱诊肾命，但寻求学术源头，仍在《难经》。

第二段创造性提出与《内经》名同实异的三部九候。寸关尺候人身纵向生理、病理，合下文所说上中下，诸注均解释无异。浮中沉所候，杨氏云沉阴浮阳、中胃气，如四难之义；虞氏云浮腑沉脏，中为中焦，如五难之义，均有所据。要之，浮中沉候人之横向生理病理信息，此为其不易内涵。

旧经注云，手心主，心包络脉也。手少阳，三焦脉也。故合为左手中部。足太阴，脾脉也。足阳明，胃脉也。故合为右手中部。此经作如此分别，若依脉经配三部，又与此不同也。

旧经有此，前注牴牾，具列此图，以正其文。杨氏曰，手心主心包络脉，手少阳三焦脉也，故合为左手上部。足太阴脾脉也，足阳明胃脉也，故合为右手中部。此经作如此分别。若依脉经配三部，又与此不同。夫此法杨氏不能明其理，故言不同也。是师将三部反倒配合五行六气而言之。师谓此寸尺反倒。又问三部各何所主。经云：上部法天，主胸以上至头有疾；中部法人，主膈下至脐上有疾；下部法地，主脐以下至足有疾。故云审而次之者也。又王叔和将自左寸逆行言之曰：左心、小肠、肝、胆、肾；右肺、大肠、脾、胃、命。女人反此背看之，尺脉第三同断病。盖两尺反倒，同主脐以下至足有疾。故扁鹊云：审而次之。王叔和云：用心仔细须寻趁。

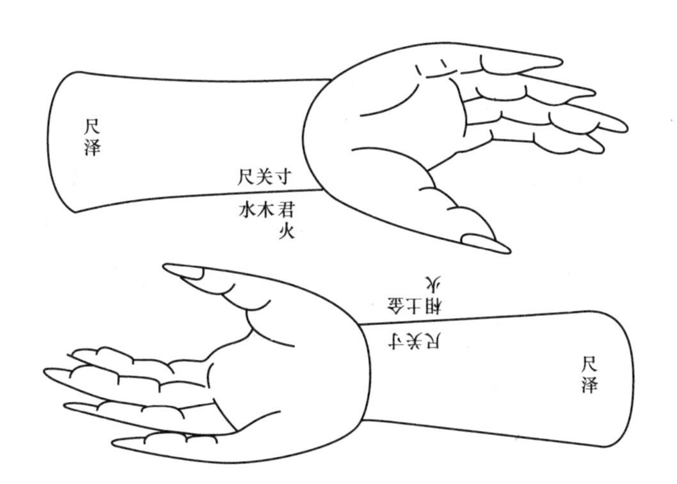

手太阳少阴火，火炎上而不能下生手心主少阳火；足厥阴少阳木，木生火，手太阳少阴君火；足太阳少阴水，水流下而不能上行生足厥阴少阳木。

手心主少阳相火生足太阴阳明土，土复生金；足太阴阳明土，土生手太阴阳明金；手太阴阳明金，金生足太阳少阴水。

十九难曰：经言脉有逆顺，男女有常而反者，何谓也？然：男子生于寅，寅为木，阳也。女子生于申，申为金，阴也。

杨曰：元气起于子，人之所生也。男从子左行三十，之巳，女从子右行二十，俱至于巳，为夫妇，怀妊也。古者，男子三十，女年二十，然后行嫁娶，法于此也。十月而生男，从巳至寅左行为十月，故男行年起于丙寅。女从巳右行至申，为十月，故女行年起于壬申。所以男子生于寅，女子生于申。

虞曰：经言男子生于寅，女子生于申，谓其父母之年会合于巳上。男左行十月，至寅而生，女右行十月，至申而生也。小运人言男一岁起于丙寅，女一岁起于壬申。《难经》不言起而言生，谓生下已为一岁矣。丙壬二干，水火也。水火为万物之父母。寅申二支，金木也，为生物成实之终始。木胞在申，金胞在寅，二气自胞相配。故用寅申也。金生于巳，巳与申合，故女子取申。木生于亥，亥与寅合，故男子取寅。所以男年十岁，顺行在亥。女年十[①]岁，逆行亦在亥。男年十六天癸至，左行至巳。巳者，申之生气。女年十四天癸至，右行亦在巳，与男年同在本宫生气之位。阴阳相配，乃成夫妇之道，故有男女也。《上古天真论篇》曰：男二八而天癸至，精气溢泻，阴阳和，故能有子。杨氏言：男三十，行年在巳，方娶于此，非也。女二七[②]天癸至，任脉通，冲脉盛，月事以时下，故能有子。杨氏言：女二十右行之巳方嫁，于此义非矣。杨氏之言，但合古礼行夫妇嫁娶之法，又与本经天癸之数相违也。况圣人于此十九难中，论男女配合之道，阴阳交会之所，言天癸之至数，知脉盛于上下，推之强弱，诊其有余不及，若止言三十而娶、二十而嫁，于本经诊治之道，凭何依据？

故男脉在关上，女脉在关下，是以男子尺脉恒弱，女子尺脉恒盛，是其常也。

丁曰：其言男子女人尺脉者，是阴阳之根本也。逆顺者，为阳抱阴生，阴抱阳生也。三阳始生于立春建寅，故曰男生于寅木，阳也。三阴生于立秋，七月建申，故言女生于申金，阴也。男子之气，始于少阳，极于太阳。所以男子尺脉恒弱而寸脉强[③]也。女子之气，始于太阴，极于厥阴。女子尺脉浮而寸脉沉。故云男脉在关上，女脉在关下。此是男女逆顺有常而反也。

杨曰：男子阳气盛，故尺脉弱；女子阴气盛，故尺脉强。此是其常性。

反者，男得女脉，女得男脉也。其为病何如？然：

---

① 十：原作“七”，据守山阁本改。
② 七：原作“十”，据守山阁本改。
③ 强：原作“阳”，据守山阁本改。

男得女脉为不足，病在内，左得之，病则在左，右得之，病则在右，随脉言之也。女得男脉为太过，病在四肢，左得之，病则在左，右得之，病则在右，随脉言之。此之谓也。

丁曰：男得女脉言不足者，是阴不足，即阳入乘之，故阳不见于寸口，而反见尺内。阴气主内，不足，故知病即在内。女得男脉为太过，病在四肢者，女子尺脉本浮，更加见于寸，是谓太过。阳主外，故病在四肢。随其脉左右言之，左得之，病在左，右得之，病在右也。

杨曰：男得女脉为阴气盛，阴主内，故病在内。女得男脉为阳气盛，阳[①]主四肢，故病在四肢也。

虞曰：寸口曰阳，男以阳用事。今见阴脉反于天常，故病发于内[②]。女以阴用事，今寸口却见阳脉，亦是反于天常，故病在四肢。《素问》曰：四肢为诸阳之本也。

【**点评**】对于男生于寅、女生于申之说，杨、虞二氏均释以五行推演之法。对此，民国张寿颐《难经汇注笺正》引《汉书·律历志》和《路史》之文进行查实，并认为这是“涂附五行套语”，采取了批判的态度。其实，这种解释如果没有医疗实践作基底，最易陷入玄学思辨，因此对这段经文及其注解的真实含义，当存疑待考。

① 阳：原脱，据守山阁本补。
② 内：原作“脉”，据守山阁本改。

十九难图此图本附十八难后，今移置此。

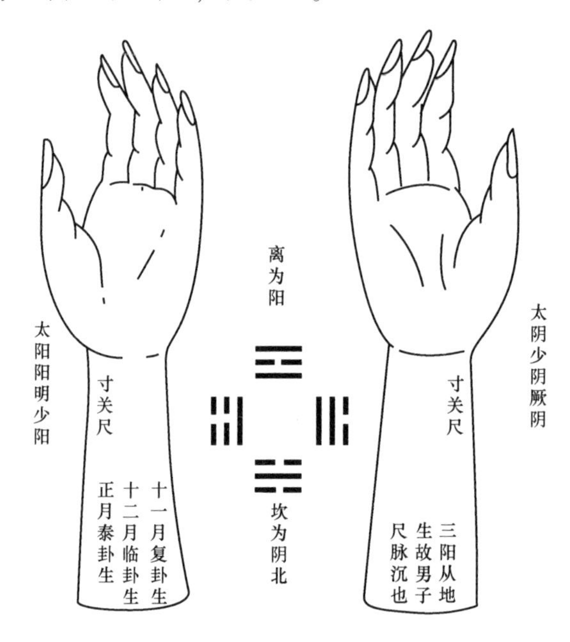

男子面南背阳向阴如天之覆

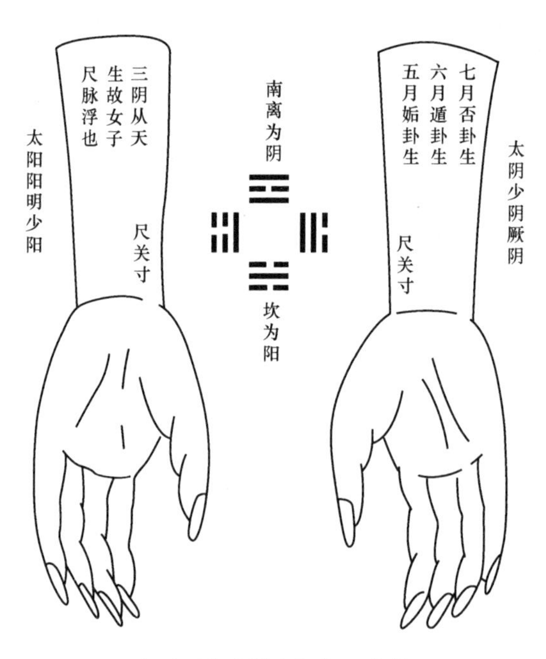

女子面北背阴向阳如地之仰

王翰林集注黄帝八十一难经卷之二

音释

十三难：臭尺救切

十四难：夺徒活切　中雾上音衷　槀若老切

十五难：厌益涉切　聂之涉切　操七刀切　霭于盖切　兑音锐，尖也
喙[①]许穢切　啄呼角切，呼字误[②]　解胡介切

十六难：别波列切　溲所鸠切　啘之月切　噫乌介切　嚏丁计切
乐音乐　淅音息　胫形定切

十七难：鼽音求，鼻塞而清涕出也　衄女六切，鼻中出血也
谵之阎切，多语也　洩音泄

十八难：胁虚业切，胸肋也　痼音故，久病也

十九难：妊而鸩切　恒音□，常久也

---

① 喙：原作"啄"，据守山阁本改。

② 呼字误：原脱，据守山阁本补。

卷之三

二十难曰： 经言脉有伏匿，伏匿于何脏而言伏匿耶？然：谓阴阳更相乘更相伏也。脉居阴部而反阳脉见者，为阳乘阴也。

丁曰： 其部非独言寸为阳尺为阴也。若以前后言之，即寸为阳部，尺为阴部；若以上下言之，曰肌肉上为阳部，肌肉下为阴部。[①] 今阴虚不足，阳入乘之，故阴部见阳脉，其脉[②]时见沉涩而短。此是阳中伏阴。

杨曰： 谓尺中浮滑而长。

脉虽时沉涩而短，此谓阳中伏阴也。脉居阳部而反阴脉见者，为阴乘阳也。

丁曰： 寸口之内，肌肉之上，时见沉、涩、短也。

杨曰： 尺中已浮滑而长，又时时沉涩而短，故曰阳中伏阴。寸口关中沉短而涩也。

脉虽时浮滑而长，此谓阴中伏阳也。

丁曰： 寸口之内，肌肉之下，脉时见浮滑而长者。是阴中伏阳也。

---

① 丁注阴阳，并兼尺寸、浮沉。

② 脉：此后原衍“乘”字，据守山阁本删。

杨曰：寸关已沉短而涩，涩而时时浮滑而长，故曰阴中伏阳也。

重阳者狂，重阴者癫。脱阳者见鬼，脱阴者目盲。

丁曰：重阳者狂，谓脉浮滑而长，加于实数。所以狂言大事，自高自贤，狂越弃衣。其脱阴者目盲，视物卒失，故言盲也。盲，犹荒也。重阴者癫，癫者，蹶也。其脱阳者，视其暗中见鬼。是故《经》言重阳者狂，重阴者癫，脱阳者见鬼，脱阴者目盲也。

虞曰：寸口曰阳，又今重见阳脉三倍以上，故曰重阳。其病狂惑，自高贤智，登高而歌，弃衣而走，骂詈不避亲疏，故曰狂。尺中曰阴，而尺脉重见阴，故曰重阴。其为病也，名曰癫疾。谓僵仆于地，闭目不醒；阴极阳复，良久却醒，故曰癫也。今天吊之类是也。人之所禀者，阴与阳。阴阳平则权衡等。今阴气已脱，阳气独盛，五脏属阴，五脏行气血溉灌，上荣于目，今阴气已脱，五脏之气不荣于目，故目盲无所见。故曰脱阴者目盲也。

杨曰：重阳[①]者，阳气并于上也。谓关以前既浮滑而长，兼实强，复喘数，是谓重阳也。重阴者，谓尺中既沉短而涩，而又盛实，是谓重阴。脱阳者，无阳气也。谓关以前细微甚也。故目中妄见而睹鬼物焉。脱阴者，谓尺中微细甚也。阴者，精气也，精气脱故盲，盲脱之言失也，谓亡失阴阳之气也。

【**点评**】三注对“重”的解释，丁氏、虞氏谓阴脉、阳脉再加实数之重，即太过之甚、之极，而杨氏则谓再加以脉位阴阳，皆通。又，杨氏对于脱阴、脱阳的解释，更合实情义理。

二十一难曰：经言人形病脉不病曰生，脉病形不病曰死。何谓也？

---

① 阳：原作“阴”，据守山阁本改。

丁曰：此者五脏各有所主也。肺主气，心主脉，脾主肌肉，肝主筋，肾主骨。其心肺主息脉，为通天气，邪不可中。邪中则息脉不相应，形虽不病，当知死矣。肾肝脾皆主其形，皆通地气。邪中则害其形，其脉不病者皆生。形脉皆病者不可理。此是五脏各主其形脉，故言大法也。[①]

然：人形病脉不病，非有不病者也，谓息数不应脉数也。此大法。

吕曰：形病者，谓五脏损，形体羸瘦，气微，脉反迟，与息不相应，其脉不相应，为形病也。脉病者，谓数诸至，脉已病，人虽未头痛寒热，方病不久病，病则死。

虞曰：人形病脉不病者，谓形苦而志乐，或劳形于事，以致肌体瘦羸，脉息俱呼吸大小虽合常经，息数必违此大法，故曰形病脉不病也。脉病人不病者，其人必外多眷慕，内结想思，脉病形安，形乐志苦，以致伤。脉息反常，不及有余，乍迟乍数，及乎病而不死爰焉。故曰脉病人不病也。

【点评】此难分析形体病证与脉象表现的关系，本属于脉证相关的论题，意在强调脉象诊病的重要性，但文中说“息数不应脉数”，于医理难通，故《难经本义》滑寿引谢氏疑有脱误。丁注不知所云，吕氏以脉迟息数或新病脉败，虞氏以形乐志苦形如常脉已变解释，虽勉为通之以理，但终难自圆，当存疑待考。

二十二难曰：经言脉有是动，

虞曰：言反常之动也。

---

① 丁注不可通。

有所生病。

虞曰：脉动反常，故云有所生病。

一脉辄变为二病者，何也？然：经言是动者，气也。所生病者，血也。

虞曰：气病传血，此乃一脉变为二病。[①]

邪在气，气为是动。

虞曰：脉动反常，邪在气也。

邪在血，血为所生病。

虞曰：气受邪，传之与血，故血为所生病。

气主煦之。

虞曰：煦之，气流行之貌也。

血主濡之。

丁曰：气主煦之。煦，煦谓吹嘘往来之象。血主濡之，濡谓濡软也。气行则血行，气止则血止。

虞曰：濡者，濡润之貌。言人身所禀者，气血也。气血通行，沮润人身，其为病也，乃如下说也。

气留而不行者，为气先病也。血壅而不濡者，为血

① 虞注气病、血病，即今之气分、血分。

后病也。故先为是动，后所生病也。

丁曰：人一身经脉，通行气血，或居一经脉中，气留不行，故血壅不濡，其气先病，名曰是动；血壅不濡后病，名曰所生，此是一脉辄变为二病也。

虞曰：上文言脉有是动，动为阳，谓气先受热，热亦传于血，气血皆受热，则津液妄行，是知脉有是动。此言留而不行，谓气血津液妄行，贼风薄之，故不行也。气传之与血，故血壅而不濡润，复受贼风，故血亦住而病也。

杨曰：《经》言手太阴之脉，起于中焦，下络大肠，还循胃口，上膈属肺，从肺系横出腋下，循臑内，行少阴心主之前，下肘臂内，上骨下廉，入寸口，上循鱼际出大指之端。其支者，从腕后直出次指内廉出其端。是动则病，肺胀满，膨膨而喘咳，故缺盆中痛，甚则交两手而瞀，是为臂厥；是主肺所生病者，咳，上气喘，渴，心烦，胸满，臑臂内前廉痛，厥，掌中热，气盛有余，则肩臂[①]痛也。汗出中风，小便数而欠，气虚则肩背痛，寒，少气不足以息，溺色变。略举此一经为例，余经皆可知也。凡人所以得主命者，气与血也。气为阳，阳为卫，血为阴，阴为荣，二气常流，所以无病也。邪中于阳，阳为气，故气先病，阳气在外故也。若在阳不治，则入于阴中。阴为血，故为血后病，血在内故也。气实则热，气虚则寒。血实则为寒，血虚则为热，阴阳之道理其然也。凡一脏之病，有虚有实，有寒有热，有内有外，皆须知脏府之所在，识经络之流行，随其本原以求其疾，则病形可辨，而针药无失矣。如其不悉[②]斯道，则虽命药投针，病难愈也。故黄帝曰：夫十二经脉者，所以调虚实，处百病，决生死，不可不通哉！此之谓也。[③]

---

① 臂：原作"背"，据《灵枢·经脉》改。

② 悉：原作"委"，据守山阁本改。

③ 杨注此论可取。

虞曰：凡人血流据气，气动依血，凝留而不行，壅而不濡，是知为病也。

【点评】杨、丁、虞三家仅就气病是动、血病所生作了说明，而未分析是动、所生为何病；杨氏虽引《灵枢·经脉》手太阴肺经是动、所生病状，但亦未联系本难气病血病之理说明之。历代关于是动所生病争议颇大，莫衷一是。此书就气血论是动所生，指出气血有阴阳之属，各有生理、病理特点，是动为气病在先，所生为血病在后，两者的病变、病证有先后、深浅传变之关系，在理论上有学术价值，在临床上也有一定的指导意义。至于这种解释与《灵枢·经脉》经文是动所生病证是否能吻合，我认为应该转变思路，跳出《难经》解释《内经》的窠臼，将气分、血分论作为解释是动病、所生病的一种思路，探索其内涵、价值与意义，才不失学术研究之正道。

又，原文"气主煦之"，煦，原作"呴"，多释温煦，而丁氏解为吹嘘往来之意，两者均阐明气的功能。吹嘘往来、动也，与濡之静相对待；温煦、阳热也，濡润、阴荣也，均通。

二十三难曰：手足三阴三阳脉之度数，可晓以不？然：手三阳之脉，从手至头，长五尺，五六合三丈。

杨曰：一手有三阳，两手合为六阳，故曰：五六合三丈也。

虞曰：手太阳之脉，自两手小指之端，循臂[①]上行，至耳珠子前，长五尺，两手合一丈。手阳明之脉，起于两手大指次指之侧，上循臂，络于鼻，左之右，右之左，长五尺，两手合一丈。手少阳之脉，起于两手小指次指之端，上臂，终于耳前，长五尺，两手合一丈。故曰：五六合三丈也。

---

① 臂：原作"肾"，据《灵枢·经脉》改。

手三阴之脉，从手至胸中，长三尺五寸，三六一丈八尺，五六三尺，合二丈一尺。

杨曰：两手各有三阴，合为六阴，故曰三六一丈八尺。

虞曰：手太阴之脉，起于中焦，下络大肠，还循胃口，属肺，出腋下，下肘，入寸口，上鱼际，出乎大指之端。长三尺五寸，两手合七尺。手少阴之脉，起于心中，出属心系，下络小肠，上肺，出腋下，循臂，出手小指之端。长三尺五寸，两手合七尺。手厥阴之脉，起于胸中，属心包，络三焦，出胁腋下，循臑，入肘下，出小指次指之端。长三尺五寸，两手合长七尺。故曰二丈一尺。

足三阳之脉，从足至头，长八尺，六八四丈八尺。

杨曰：两足各有三阳，故曰六八四丈八尺也。按此脉度数，七尺五寸，中人之形，而云长八尺，理则难解。然足之六阳，从足指而向上行，由其纡曲，故曰八尺也。

虞曰：足太阳之脉，起于两足小指之侧，上循膝，交胭中，循背上头，下入目内眦，长八尺，两足上行，合一丈六尺。足阳明之脉，起于足大指次指之端，循足胫，上夹脐，左右各二寸，终于额角发际，长八尺，两足合一丈六尺。足少阳之脉，起于足小指次指之端，上循两膝外廉，入季胁，上循目外眦，长八尺，两足合一丈六尺，故曰四丈八尺也。

足三阴之脉，从足至胸，长六尺五寸，六六三丈六尺，五六三尺，合三丈九尺。

杨曰：两足各有三阴，故曰六六三丈六尺也。按足太阴少阴，皆至舌下，足厥阴至于顶上，今言至胸中者，盖据其相接之次也。

虞曰：足太阴之脉，起于足大指内侧，循足胫内廉上，交出厥阴脉之前，上循入腹，属肝络胃，连舌本，长七尺五寸，两行合长一丈五尺。足厥阴之脉，起于足大指聚毛之上，循足跗上廉，去内踝一寸，上踝八寸，交出足太阴之后，循股，入阴毛，中环阴器，抵少腹，挟胃，属肝，络胆，循喉咙，入颃颡，连目系，出额，长六尺五寸，两行合长一丈三尺。足少阴之脉，起于足小指之下，斜趣足心，上腨股内，贯脊，属肾，络膀胱，贯肝，入肺，循喉咙，挟舌本，长六尺五寸，合长一丈三尺，故云三丈九尺。

人两足跷脉，从足至目，长七尺五寸，二七一丈四尺，二五一尺，合一丈五尺。

杨曰：人长七尺五寸，而跷脉从踝至目，不得有七尺五寸也。今经言七尺五寸者，是脚脉上于头而行焉。言至目者，举其纲维也。

虞曰：人有阴跷、阳跷二脉，两足合四脉。阳跷者，起于跟中，循外踝上行，入风池；阴跷者，亦起于跟中，乃是足少阴之别络也，自然骨之后，上内踝之上，直上循阴股，入阴，循腹[1]上胸里，入缺盆，上出人迎之前，入颃[2]，属目内眦，合太阳脉，长七尺五寸，两行合一丈五尺，准此推之，至目者，推尺是两足阴跷脉也。故经言从足至目，长七尺五寸，以合一丈五尺是也。

督脉，任脉，各长四尺五寸，二四八尺，二五一尺，合九尺，凡脉长一十六丈二尺。此所谓十二经脉长短之数也。

丁曰：此篇云十二经脉长短，又言阴跷从足至目，又言督任二脉，何独不言阳跷？阳跷亦起于跟中，循外踝上入风池，亦长一丈五

① 腹：原作“股”，据守山阁本改。
② 颃：此后原衍“内廉”二字，据《灵枢·脉度》删。

尺，言之则据经，丈尺有剩，不言有此阙漏，更俟后贤，其脉上云八尺者，其中庸之人，以省尺言之，皆得四尺，今尺者，非黍尺也，皆以同身寸之为尺大小言之，皆八尺。

杨曰：督脉起于脊，上于头，下于面，至口齿缝，计则不止长四尺五寸。今言四尺五寸者，当取其[①]上极于风府而言之也。手足合十二脉为二十四脉，并督任两跷又四部，合为二十八脉，以应二十八宿。凡长一十六丈二尺，荣卫行周此数，则为一度也。故曰长短之数也。

虞曰：《经》言督脉起于下极之俞，并于脊里，上至风府，入属于脑，长四尺五寸。任脉者，起于中极之下，以上毛际，循腹，上关元，至咽喉，长四尺五寸。督任计之，长合九尺也。以上十二经，合二十四脉，合长一十三丈八尺，兼之督、任、阴跷三脉，合长二丈四尺，共二十七脉，合长一十六丈二尺，以法三九之数，应漏水下二刻。杨氏言二十八脉，乃阳跷亦系其数。推之二跷四行，则尺寸有余也。杨氏言二十八脉，误矣。

经脉十二，络脉十五，何始何穷也？然：经脉者，行血气，通阴阳，以荣于身者也。其始从中焦注手太阴、阳明，阳明注足阳明、太阴，太阴注手少阴、太阳，太阳注足太阳、少阴，少阴注手心主、少阳，少阳注足少阳、厥阴，厥阴复还注手太阴。别络十五，皆因其原，如环无端，转相溉灌，朝于寸口人迎，以处百病而决死生也。

丁曰：此者天地阴阳一岁终始于二十四气。日月晓昏，终始于二十四时。人之荣卫，行经络二十四条。故复会于寸口人迎。其言寸口

---

① 其，原作“于”，据守山阁本改。

者，手太阴脉口也。其穴名曰太渊，故脉会于太渊。其十二经、十五络，皆辅三焦而生。故始从中焦注手太阴、阳明，所以处百病，决死生也。

杨曰：行手太阳讫，即注手阳明，行手阳明讫，即注足阳明，输转而行，余皆仿此也。

虞曰：其始从中焦者，谓直两乳间，名曰膻中穴，亦名气海，言气从此而起注太阴肺也。肺行讫，传之与手阳明也。《素问》曰：膻中为臣使之官。谓胃化味为气，自此上传于肺也。

杨曰：经脉十二，络脉十五，凡二十七气，以法三九之数，天有九星，地有九州岛，人有九窍是也。其经络流行，皆朝会于寸口人迎，所以诊寸口人迎，则知其经络之病，死生之候矣。

虞曰：厥阴还注手太阴，如此推寻丈尺，则前后经义相违，离圣久远，难为粗述。

经曰：明知终始，阴阳定矣。何谓也？然：终始者，脉之纪也。寸口人迎，阴阳之气通于朝使，如环无端，故曰始也。

杨曰：经脉流行，应于天之度数，周而复始，故曰如环无端也。

终者，三阴三阳之脉绝，绝则死，死各有形，故曰终也。

杨曰：阴阳气绝，其候亦见于寸口人迎，见则死矣。其死各有形诊，故曰终也。

丁曰：所言三阴三阳之脉绝，绝则死，死各有形，其义本经自解在二十四难中。

【**点评**】丁氏问为何不计阳跷脉，这个问题其实已由杨氏以计数二十八合二十八宿之说已答，何须丁氏再问。而虞氏又以跷脉有阴阳，左右共四条，则多出长度而诘难杨氏。《灵枢·脉度》有“男子数其阳，女子数其阴”之语，意即阴阳跷脉只择其一，也解释了虞氏的问题。古人为什么只讲二十八脉，而且必合二十八宿，这是古人理念的体现，难合丈量实数，况古代谁能确知经脉的实际长度呢？

二十四难曰：手足三阴三阳气已绝，何以为候？可知其吉凶不？然：足少阴气绝即骨枯。少阴者，冬脉也，伏行而温于骨髓。故骨髓不温，即肉不着骨，骨肉不相亲，即肉濡而却。肉濡而却，故齿长而枯，发无润泽者，骨先死，戊日笃，己日死。

丁曰：足少阴之经，肾脉也，属水，王冬，内荣于骨髓，外华于发。其气绝则齿本长，骨枯，发无润泽，故戊日笃而己日死也。此足少阴绝之形也。

杨曰：足少阴，肾脉也。肾主冬，故云冬脉也。肾主内荣骨髓，故云伏行而温于骨髓也。肾气既绝，则不能荣骨髓，故肉濡而却。却，结缩也。谓齿龈之肉结缩，故[①]齿渐长而枯燥也，谓齿干燥色不泽也。肾为津液之主，今无津液，故使发不润焉。戊己，土也。肾，水也。土能克水，故云戊日笃，己日死也。

虞曰：阴阳有少壮，故有三阴三阳，以通气血，以养人身。是故三阴乃有离合，太阴为开，厥阴为阖，少阴为枢。开者，司动静之基。阖者执禁固之权，枢者，主动转之微。三经不得相失。今足少阴肾脉已绝，是故一经相失，少阴不得为枢，动转之微不主矣，故曰死也。《诊要经终论》曰：少阴终者，面黑，齿长而垢，腹胀闭，上下不通而终矣。此之谓也。

---

① 故：此前原衍“而”字，据守山阁本删。

足太阴气绝，则脉不荣其口唇。口唇者，肌肉之本也。脉不荣，则肌肉不滑泽。肌肉不滑泽，则肉满。肉满则唇反。唇反则肉先死。甲日笃，乙日死。

丁曰：足太阴经者，脾之脉也，属土，王季夏，其气内养肌肉，外华卫于口唇，其气绝则唇反肉满，故甲日笃，而乙日死也。此是足太阴绝之形也。

杨曰：足太阴，脾脉也。脾主肌肉，其气既绝，故肌肉粗涩而唇反。甲乙，木也。脾，土也。木能克土，故云甲日笃，乙日死也。

虞曰：口唇，肉之所终，亦曰脾之华。今唇反色青，木贼土也。故曰死矣。阴阳之离合，以太阴为开，谓司动静之基。今脉已绝，则动静之基乃失司存，故曰死也。《素问》曰：太阴终者，腹胀，闭不得息，善呕，呕则逆，逆则面赤也。

足厥阴气绝，即筋缩，引卵与舌卷。厥阴者，肝脉也。肝者，筋之合也。筋者，聚于阴器，而络于舌本。故脉不荣，则筋缩急，筋缩急，即引卵与舌，故舌卷卵缩。此筋先死，庚日①笃，辛日死。

丁曰：足厥阴经者，肝之脉也。属木，王春，气内养于筋，外则上系舌本，下环于阴器。其气绝，则舌卷卵缩，故庚日笃，而辛日死也。此足厥阴绝之形也。

杨曰：足厥阴，肝脉也。肝主筋，其气既绝，故筋缩急而舌卷卵缩。庚辛，金也。肝，木也。金能克木，故云庚日笃而辛日死也。

手太阴气绝，即皮毛焦。太阴者，肺也，行气温于

① 日：原作“曰”，据守山阁本改。

皮毛者也。气弗荣，则皮毛焦。皮毛焦，则津液去。津液去，即皮节伤。皮节伤，则皮枯毛折。毛折者，则气[①]先死。丙日笃，丁日死。

丁曰：手太阴经者，肺之脉也，属金王秋。其气内主于气，外荣于皮毛。其气绝，则津液去，皮毛焦，故丙日笃，而丁日死也。

杨曰：手太阴，肺脉也。肺主行气，故曰温皮毛。丙丁，火也。肺，金也。火能克金，故云丙日笃，丁日死也。

虞曰：肺行卫气以养皮毛，今皮毛焦，则知火来烁金，皮枯毛折脉绝，其为离合，与足太阴同法也。

手少阴气绝，则脉不通，脉不通，则血不流，血不流，则色泽去，故面黑如梨，此血先死，壬日笃，癸日死。

丁曰：手少阴经者，真心脉也，属君火，王夏，主于荣，通于脉也。其经非不言手厥阴心包络为主相火，相行君命，主通荣气。今真心气绝，则荣气不行，荣气不行，则血不流行，是以色泽去，故面黑如黧。壬日笃而癸日死，此者是病，非老惫也。梨字当作此黧字[②]。

杨曰：经云手三阴，今此惟释太阴少阴，而心主一经不言之，何也？然：心主者，心包络之脉也。少阴者，心脉也。二经同候于心，故言少阴绝则心主亦绝，其诊既同，故不别解也。本经云：面黑如漆柴。此云如梨。漆柴者，恒山苗也。其草色黄黑，无润泽，故以为喻。梨者，即人之所食之果也。亦取其黄黑焉。言人即无血，则色黄黑，似此二物无光华也。壬癸，水也。心，火也。水克火。故云壬日笃，癸日死也。

虞曰：心主血，血乃为荣，荣华人身，故有光华之色。今脉已

---

① 气：原作“毛”，据守山阁本改。

② 梨字当作此黧字：丁注梨为黧是。

绝，血乃不行，故人色夭，面黑如梨，是知水来贼火，离合与足少阴同。

三阴气俱绝者，则目眩转目瞑，目瞑者为失志，失志者，则志先死，死即目瞑也。

丁曰：所言三阴者，独是言足三阴也。足少阴者，肾也。肾藏精与志。足厥阴，肝也。肝藏魂，通于目。故绝则失志而乱，魂去目眩也。

杨曰：三阴者，是手足三阴脉也，此五脏之脉也。五脏者，人之根本也。故三阴俱绝，则目瞑。瞑，闭也。言根绝于内，而华□于外，目者，人之光华也。眩，乱也。言目乱，不识人也。肾藏精与志，精气已竭，故曰失志也。三阴绝，皆止得一日半死也。

虞曰：五脏之脉，皆属三阴。五脏之脉，皆会于目。今三阴俱绝，故目眩目瞑也。人之五志皆属于阴，谓肝志怒，心志喜，脾志思，肺志忧，肾志恐。今三阴已绝，五脏皆失其志，故无喜、怒、忧、思、恐。五志俱亡，故曰失志也。杨氏言失志，乃止言肾一脏也。本经曰：阴阳相离，则怅然失志。此之谓也。

六阳气俱绝者，则阴与阳相离。阴阳相离，则腠理泄，绝汗乃出，大如贯珠，转出不流，即气先死，旦占夕死，夕占旦死。

丁曰：所言六阳，是手足三阳也。后言阴与阳相离者，谓手三阳通天气，故曰阳也，足三阳通地气，故云阴也；天地阴阳否隔，所以言阴阳相离也。是故腠理泄，绝汗乃出，大如贯珠，故其死不移旦夕也。

杨曰：此六阳气绝，不出日死，六阳气绝之状，今略条之。经云：太阳脉绝者，其绝也，戴眼，反折，瘛疭，其色白，绝汗乃出，出则终矣。少阳脉绝者，其绝也，耳聋，百节尽纵，目环绝系，绝系一日半死，其色青者乃死。阳明脉绝者，其绝也，口耳张、善惊、妄言、色黄、其上下经盛而不仁则终矣。此是三阳绝之状也。前云六阳，今经曰三阳绝状者，手足诸阳脉绝，其绝状并同，所以不别出。阴与阳相离者，阴阳隔绝不相朝使也。腠理泄者，阳气已下，毛孔皆开，所以然也。绝汗，乃汗出如珠，言身体汗出着肉，如缀珠而不流散，故曰贯珠也。旦占夕死，夕占旦死者，正得半日也，惟少阳绝得一日半矣。

虞曰：阴阳相离，气位隔绝，腠理开疏，汗乃大出。夫如是，则六阳皆绝，其死明矣。况三阳之脉，亦有离合，太阳为开，阳明为阖，少阳为枢。开者，司动静之基。阖者，执禁固之权。枢者，主转动之微。三经不得相失。今六阳已绝，失其动静之司，弛其禁固之枢，止其动转之微，三经相失，故曰死也。六阳者，《素问》曰：上下经乃成六也。

【点评】诸注多以精气衰竭、功能败亡解释各经气绝，无可非议，唯虞氏提及三阴三阳开合枢，惜未进行具体分析。三阴指手足三阴，丁注非，杨、虞注是。《灵枢·经脉》有五阴气俱绝。失志之志，非如丁、杨注为肾志，虞注五脏之志，如肝怒、心喜等亦不准确。志当解为神，失志者五脏之神即其本能衰败，《灵枢·大惑论》有云："五脏六腑之精皆上注于目而为之精。"故说目瞑之失志即神败，失志者死。

经络大数第二凡二首

二十五难曰：有十二经，五脏六腑，十一耳。其一经者，何等经也？然：一经者，手少阴与心主别脉也。

心主与三焦为表里，俱有名而无形，故言经有十二也。

丁曰：言少阴与心主别脉者，谓心与小肠为表里，心主与三焦为表里也。少阴是真心脉，为君火。心主者，共三焦相火①，故别也。相行君命，故有心名无位也。

杨曰：手少阴，真心脉也。手心主，心包络脉也。二脉俱是心脉，而少阴与小肠合，心主与三焦脉合。三焦有位而无形，心主有名而无脏，故二经为表里也。② 五脏六腑各一脉为十一脉。心有两脉，合成十二经焉。据此而言，六腑亦止五腑耳。

虞曰：心主者，手厥阴脉也。三焦者，手少阳脉也。二经合为表里，乃合为十二经也。手厥阴心包络脉者，起于胸中，出属心包，下膈，历络三焦；其支者，循胸中，出胁下腋三寸，上抵腋下，下循臑内，行太阴少阴之间，入肘中，下臂，行两筋之间，入掌中，出中指之端，准此推之，心包外有经脉，出于中指；内相维络于三焦，归于少阴之经，配手厥阴之脉。手少阳脉者，出于手小指次指之端，上出次指之间，循手表腕，出臂外两骨之间，上贯肘；循臑外，上肩，交出足少阳之后，入缺盆，布膻中，散络心包，下膈，循属三焦。准此推寻，乃与心包更相维络。三焦配手少阳，心包配手厥阴，二经俱外有流行经脉，内无脏腑，故配之为表里。诸家脉惟言命门与三焦为表里，在右手尺中。惟此经言，则三焦与心主为表里也。又左寸火，右寸金，左关木，右关土，左尺水，右尺火，左尺男，右尺女，可验之。经有夫妇对位，若三焦配命门为表里，则水火同位也。

【点评】杨、丁、虞三氏均就经脉而论手心主与手少阳相表里，二者共同的特点即“有名无形”，杨氏所谓三焦有位而无形、心主有名而无脏者是。虞氏并以本难为据，批驳因三焦与命门共

---

① 心主者，共三焦相火：丁注心包与三焦共相火，乃宋代相火之论。

② 杨注此二经相表里之说理清晰。

诊于右尺即认为二者相表里之说，有一定道理。在经络学术史上，心主(心包络)经脉(手厥阴)命名远在十一经脉之后，与三焦相表里更属另类。《内经》的前期著作只有十一经，只是后期才有手足三阴三阳经脉相表里之说，如《灵枢·经脉》篇，但缺乏说明。本难则得出二者相表里的根据，可尊为经典之论。至于三焦命门因同诊于右尺即相表里，此说不经。在《难经》，从未言明命门诊察部位，据肾命关系，当在两尺，而非右尺，故王叔和《脉经》引《脉法赞》说："肾与命门，俱出两尺"。因而，命门与三焦表里之说是假命题。

二十六难曰：经有十二，络有十五，余三络者，是何等络也？然：有阳络，有阴络，有脾之大络。阳络者，阳跷之络也。阴络者，阴跷之络也。故络有十五焉。

丁曰：十二经、十五络者，谓每一经各有一络。其肝、心、肾，经在左即络右；其脾、肺、心包，经在右即络左。其阳跷，经在左足外踝，络在右足外踝。其阴跷，经在右足内踝，络在左足内踝。此者，是阴跷阳跷之络也。脾之大络者，脾象土，主中宫，王四季，分养四脏。故曰脾之大络，是名大包穴，在渊液下三寸，布胸中，出九肋[1]间是也。

杨曰：十二经各有一络，为十二络耳。今云十五络者，有阴阳之二络，脾之大络，合为十五络也。人有阴阳两跷，在两足内外，男子以足外者为经，足内者为络，女子以足内者为经，足外者为络，故有阴阳跷二络也。经云：男子数其阳，女子数其阴，当数者为经，不当数者为络，此之谓也。脾之大络，名曰大包。此则脾有二络也，凡经

① 肋：原作"助"，据守山阁本改。

脉为①里，支而横者为络，络之别者为孙也。

【点评】本难所述十五络，与《内经》所论(有任、督而无二跷)不同，或有不同学术承继，亦未可知。杨氏、丁氏随文注释，亦无不可，然对二者何以相异，并未说明，此一缺憾也。

奇经八脉第三凡三首

二十七难曰： 脉有奇经八脉者，不拘于十二经，何谓也？然：有阳维，有阴维，有阳跷，有阴跷，有冲、有督、有任、有带之脉。凡此八脉者，皆不拘于经，故曰，奇经八脉也。经有十二，络有十五，凡二十七气，相随上下。何独不拘于经也？然：圣人图设沟渠，通利水道，以备不然；天雨降下，沟渠溢满，当此之时，雾霈妄行，圣人不能复图也。此络脉满溢，诸经不能复拘也。

丁曰： 前言十二经，十五络，二十七气相随上下，流通气血，相贯无有休息。今此八脉谓别道而行，故曰奇经八脉也。其所起言在后章。

杨曰： 奇，异也。此之八脉，与十二经不相拘制，别道而行，与正经有异，故曰奇经也。其数有八，故曰八脉也。

虞曰： 奇，音基也；奇，斜也；奇，零也，不偶之义。谓此八脉不系正经阴阳，无表里配合，别道奇行，故曰奇经也。所以经言八脉不拘于经，以此可验矣。杨氏言奇异之义，非也。

---

① 为：此后原衍“表”字，据《灵枢・脉度》删。

【点评】对于奇经之奇的解释，杨注谓奇异，其意在有别于正经而别道奇行，正应本难所云“不拘于十二经”，并且当十二经“沟渠满溢”“诸经不能复拘”时发挥作用。虞注则认为是奇而不偶之义，无表里相配，当然亦有所指。故两者可互参并用，结合起来理解。

二十八难曰：其奇经八脉者，既不拘于十二经，皆何起何继也？然：督脉者，起于下极之俞，并于脊里，上至风府，入于脑。

丁曰：督脉起于下极之俞者，长强穴在脊骶，肾脉络任脉络会之所，并于脊里上至风府，穴在发上一寸，督脉阳维所会，奇经之一脉也。

吕曰：督脉者，阳脉之海也。[①]

杨曰：督之为言都也，是人阳脉之都纲。[②] 人脉比于水，故吕氏曰：阳脉之海，此为奇经之一脉也。下极者，长强也。

虞曰：经言督脉起于下极，上入属于脑。吕氏曰：诸阳之海也。杨氏曰：阳脉之都纲，据其督脉流行，起自会阴穴，循脊中上行至大椎[③]穴，与手足三阳之脉交会，上至喑门穴，与阳维会其所，上至百会穴，与太阳交会，下至于鼻柱下水沟穴，与手阳明交会，准此推之，实谓为诸阳之海，阳脉之都纲也。[④]

任脉者，起于中极之下，以上毛际，循腹里，上关元，至咽喉。

---

① 吕注此说为后世所重。

② 杨注为吕氏之说张目，并为滑寿《奇经八脉考》所采录。

③ 椎：原作“推”，据守山阁本改。

④ 虞氏综吕杨二氏之发明，在督脉理论的认识上深得精髓。

丁曰：中极者，穴名也，在脐下四寸。其中极之下者，曲骨穴也，是任脉所起。其循腹里，上关元，至咽喉者，天突穴也。是任脉之所会，奇经之二脉也。

杨曰：任者，妊也。此是人之生养之本[1]，故曰位中极之下，长强之上。此奇经之二脉也。

虞曰：据《针经》推寻，任脉起于会阴穴，上毛际者，乃是曲骨穴，在少腹下毛际，与足厥阴会于此。上至关元，乃脐下二寸也，至咽喉，与阴维脉会也，《素问》曰：女子二七天癸至，任脉通，冲脉盛，月事以时下，故能有子也。故杨氏曰：生养之本，良由此也。[2]

冲脉者，起于气冲，并足阳明之经，夹脐上行，至胸中而散也。

吕曰：冲脉者，阴脉之海。

丁曰：冲脉起于气冲，并足阳明之内，挟任脉之外，上行至胸中而散，皆起于两间。此者，是三焦行气之府也。故吕氏云，一本曰冲者，此之谓也。

杨曰：经云冲脉者，十二经之海也。如此则不独[3]为阴脉之海，恐吕氏误焉。[4] 冲者，通也。言此脉下至于足，上至于头，通受十二经之气血，故曰冲焉。此奇经之三脉也。

虞曰：《素问》曰：冲脉起于气街。《难经》曰：起于气冲。又《针经》穴中两存其名，冲、街之义俱且通也。《素问》曰：并足少阴之经。《难经》却言并足阳明之经。况少阴之经，挟脐左右各五分，阳明之经，挟脐左右各二寸，气冲又是阳明脉气所发。如此推之，则冲脉自气冲起，在阳明、少阴二经之内，挟脐上行，其理明矣。大体督

---

① 杨注揭示任脉内涵，与督脉相呼应也。

② 虞注提出任脉生理的经典依据。

③ 独：原作“捉”，据守山阁本改。

④ 杨注为是。

脉、任脉、冲脉此三脉，皆自会阴穴会合而起，一[1]脉分为三岐[2]，行于阴阳，部分不同，故名各异也。

带脉者，起于季胁，回身一周。

丁曰：季胁下一寸八分，是其带脉之穴也。回身一周，是奇经之四脉也。

杨曰：带之为言束也。言总束诸脉，使得调柔也。[3] 季胁在肋[4]下，下接于髋骨之间是也。回，绕也。绕身一周，犹如束带焉。此奇经之四脉也。

阳跷脉者，起于跟中，循外踝，上行入风池。

丁曰：阳跷脉起于跟中，循外踝[5]者，中冲穴也。上入风池穴者，项后发际陷中，是奇经之五脉也。

杨曰：跷，捷疾也。言此脉是人行走之机要，动足之所由。故曰跷脉焉。此奇经之五脉也。

阴跷脉者，亦起于跟中，循内踝，上行至咽喉，交贯冲脉。

丁曰：阴跷脉亦起跟中，循内踝者，照海穴也。上行至咽喉，交贯冲脉，其又至目下承泣穴。是阴跷脉始终也。是奇经之六脉也。

杨曰：其义与阳跷同也。此奇经之六脉也。

虞曰：阴跷者，起于足然骨之后，上内踝之上，循阴股入阴而循

---

① 一：原作“二”，据守山阁本改。

② 一脉分为三岐：奇经八脉中独重此三脉。虞注会意。

③ 杨氏对带脉之理认识独到。

④ 肋：原作“助”，据守山阁本改。

⑤ 踝：原作“跟”，据守山阁本改。

腹，上胸里，入缺盆，出人迎之前，入頄内廉，属目内眦，合于太阳、阳跷而上。

阳维、阴维者，维络于身，溢蓄[1]不能环流，灌溉诸经者也。故阳维起于诸阳会也，阴维起于诸阴交也。

丁曰：阳维者，维络诸阳，故曰阳维，起于诸阳会也。阴维者，维络诸阴，故曰阴维，起于诸阴交也。

杨曰：维者，维持之义也。此脉为诸脉之纲维，故曰维脉也。此有阴阳二脉，为奇经八脉也。

比于圣人，图设沟渠，沟渠满溢，流于深湖。故圣人不能拘通也。而人脉隆盛，入于八脉，而不环周。故十二经亦不能拘之。其受邪气，蓄则肿热，砭射之也。

丁曰：凡八脉为病，皆砭射取之。

杨曰：九州岛之内，有十二经水以流泄地气，人有十二经脉以应之，亦所以流灌身形之血气，奉以生身，故比之于沟渠也。

虞曰：十二经隆盛，入于八脉而不环周，邪在八脉，肿热蓄积，故以砭石射刺之，故曰砭射之也。[2]

【**点评**】诸注在八脉各自功能上虽有所发挥，但对《难经》提出奇经概念这一创新之举，无所阐发，认识仍属幼嫩阶段。及至明李时珍，才对《难经》奇经之论启真发明，认为将十二经比为沟渠、奇经喻为深湖，奇经是为十二经蓄贮、调节气血而设，并给予高度评价，阐发《内经》未发之秘，其实就是学术创新。在此认识基础上，李氏还将奇经、肾命以及丹道、气功、针灸、导

---

① 蓄：原作“畜”，据守山阁本改。

② 虞注八脉蓄贮十二经血气，但未进一步推展奇经之理，可惜。

引等联系起来，无论在学术深度和临床应用都有所开拓。

二十九难曰：奇经之为病何如？然：阳维维于阳，阴维维于阴，阴阳不能自相维，则怅然失志，溶溶不能自收持。

吕曰：怅然者，其人惊，惊即维脉缓，故令人身不能收持。惊则失志，善忘，恍惚也。

丁曰：阳维、阴维[①]者，是阴阳之纲维也，而主持阴阳之脉。今不能相维者，是阳不能主持诸阳，阴不能主持诸阴[②]，故[③]言怅然失志也。溶溶者，缓慢，所以不能收持也。

阴跷为病，阳缓而阴急；阳跷为病，阴缓而阳急。

吕曰：阴跷在内踝上，病则其脉从内踝以上急，外踝以上缓也。阳跷在外踝上，病则其脉从外踝以上急，内踝以上缓也。

丁曰：奇经八脉者，乃[④]圣人图设沟渠之理，以备通水道焉。非自生其病，尽诸经隆盛而散入也。乃砭射取之[⑤]，诸阳脉盛，散入阳跷，则阳跷病。诸阴脉盛，散入阴跷，则阴跷病。故阴跷、阳跷乃为病耳。其阴阳缓急者，即是虚实之义。阴跷为病，则阳缓而阴急，即病阴厥，足劲直而五络不通。阳跷为病，则阴缓而阳急，即狂走不卧死。跷者，健也。

冲之为病，逆气而里急。

---

① 阴维：原脱，据守山阁本补。
② 阴：原作“阳”，据守山阁本改。
③ 故：原作“成”，据守山阁本改。
④ 乃：原作“而”，据守山阁本改。
⑤ 丁氏此解，与众不同。

丁曰：逆气，腹逆也。里急，腹痛也。

吕曰：冲脉从关元，上至咽喉，故其脉为病，逆气而里急。

虞曰：冲脉并足少阴之经，挟脐上行，病故逆[1]气里急矣。巢氏《病源》曰：肾气不足，伤于冲脉，故逆气而里急。

督之为病，脊强而厥。

吕曰：督脉在脊，病则其脉急，故令其脊强也。

丁曰：督脉起于下极之俞，行脊里，上入风池。病则脊强。

任之为病，其内苦结，男子为七疝，女子为瘕聚。

吕曰：任脉起于胞门子户。故其脉结，为七疝瘕聚之病。

丁曰：任脉起胞门子[2]户，循腹里，上关元，至咽喉。病则男子内结为七疝，女子为瘕聚。

虞曰：任脉当少腹上行，故其内苦结。男子病七疝者，谓厥疝、盘疝、寒疝、癥疝、咐疝、狼疝、气疝。此七病，由气血虚弱寒温不调致之也。女子病为瘕聚，瘕有八瘕，谓青瘕、黄瘕、燥瘕、血瘕、狐瘕、蛇瘕、鳖瘕、脂瘕，瘕者，谓假于物形是也。

带之为病，腹满，腰溶溶若坐水中。

吕曰：带脉者，回带人之身体。病则其腹缓，故令腰溶溶也。

丁曰：带脉者，回带人之身，病则腰溶溶也。

阳维为病，苦寒热；阴维为病，苦心痛。

吕曰：阳为卫，故寒热。阴为荣，荣为血。血者心，故心痛也。

---

① 逆：原作“迎”，据守山阁本改。

② 子：原作“日”，据守山阁本改。

丁曰：阳维主于诸阳之经，病则苦寒热。阴维主于诸阴之经，病则苦心痛也。

此奇经八[1]脉之为病也。

杨曰：一本云冲脉者，起于关元，循腹里，直上于咽喉中。任脉者，起于胞门子户，挟脐上行，至胸中。二本虽不同，亦俱有所据，并可依用，故并载之。吕氏注与经不同者，由此故也。

虞曰：据《素问》言，冲脉起气街，挟脐上行，至胸中。任脉起于中极，谓当脐心上行也。以上吕、杨氏所举，皆非也。

【**点评**】诸注在八脉病证上各有解释，可并参详，唯丁氏认为奇经之病均非自生，而是十二经传入者，或可为从八脉治疗十二经病证提供依据。

荣卫三焦第四凡二首

三十难曰：荣气之行，常与卫气相随不？然：经言人受气于谷，谷入于胃，乃传与五脏六腑，五脏六腑皆受于气，其清者为荣，浊者为卫，荣行脉中，卫行脉外，荣周不息，五十而复大会，阴阳相贯，如环之无端。故知荣卫相随也。

丁曰：夫人之生，禀天真之气后，饮水谷食入胃，传于五脏六腑，化为精血。其精血各有清浊，其精中清者，归肺以助天真；其浊

---

[1] 八：原作“人”，据守山阁本改。

者，坚强骨髓。故血中之清者归心，荣养于神；血中之浊者，外华于肌肉；而清者行于脉内，浊者行于脉外。而卫者，卫护之义也。[①]

杨曰：营行作荣。荣者，荣华之义也。言人百骸九窍所以得荣华者，由此血气也。营者，经营也。言十二经脉常行不已，经纪人身，所以得长生也。二义皆通焉。卫者，护也。此是人之慓悍之气，行于经脉之外，昼行于身，夜行于脏，卫护人身，故曰卫气。凡人阴阳二气，皆会于头手足，流转无穷。故曰如环之无端也。心荣血，肺卫气，血流据气，气动依血，相凭而行。故知荣卫相随也。[②]

虞曰：《经》言人受气于谷，谷入胃，乃传与五脏六腑者，谓水谷入口，下至于胃，胃化谷为气，上传与肺，肺乃主气，气乃为卫；胃化水上传与心，心乃生血，血乃为荣。气为表，行于脉外，血为里，行于脉内，二者相依而行，故一日一夜五十周于身，复会于手太阴，如环之无端，转相溉灌也。《经》言清气为荣，浊气为卫[③]，详此清浊之义，倒言之为正，恐传写误也。[④]《阴阳应象论》曰：清阳实四肢，浊阴归六腑，即其义也。

【**点评**】三注均释解荣卫之义，就气血相依论荣卫互用、相伴而行，阐发得当，并有助于解释经论所谓营卫运行，十二经脉阴阳相贯。然荣卫清浊之义均未解，或未得到正确解释，其中因卫气昼行阳夜行阴与荣运行不相随矛盾，诸注未及，是为缺憾。

三十一难曰：三焦者，何禀何生？何始何终？其治常在何许？可晓以不？然：三焦者，水谷之道路，气之所终始也。

---

① 丁氏不解清浊之义。

② 杨氏回避清浊辨析。

③ 卫：原作“浊”，据守山阁本改。

④ 虞氏亦不解清浊之义，而与清阳浊阴相混淆，非传写误也。

杨曰：焦，元也。[1] 天有三元之气，所以生成万物。人法天地，所以亦有三元之气，以养人身形。三焦皆有其位，而无正脏也。

虞曰：天有三元，以统五运；人有三焦，以统五脏也。今依《黄庭经》配八卦属五脏法三焦，以明人之三焦法象三元也。心肺在上部，心法离卦，肺法兑卦、乾卦，主上焦。乾为天，所以肺行天气。脾胃在中部，脾胃属土，统坤卦，艮亦属土，艮为运气，主治中焦。肾肝在下部，肾法坎卦，肝法震卦、巽卦，主下焦，主通地气，行水道。夫如是，乃知坎、离、震、兑、坤以法五脏，乾、艮、巽乃法三焦，以合八卦变用。乃如下说。[2]

上焦者，在心下下膈，在胃上口，主内而不出，其治在膻中玉堂下一寸六分，直两乳间陷者是。

杨曰：自膈以上，名曰上焦，主出阳气，温于皮肤分肉之间，若雾露之溉焉。[3] 胃上口穴在鸠尾下二寸五分也。

虞曰：膻中者，穴名也，直两乳中是穴，任脉气之所发。《素问》曰：膻中为臣使之官，以主气布阴阳，气和志远，喜乐由生，谓布气也，故治其中矣。上焦主入水谷，内而不出，其为病止言冷热，虚则补其心，实则泻其肺，如此治者，万无一失。《灵枢经》曰：上焦如雾，谓行气如露溉灌诸经也。言胃气自膻中布气，与肺下溉灌诸脏。经曰：肺行天气。即此义也。[4]

中焦者，在胃中脘，不上不下，主腐熟水谷，其治在[5]脐傍。

---

① 杨注训焦为元，不知何据？

② 虞注三焦法三元、统五脏，乃本经专有的三焦概念。

③ “主出阳气”与原文“主内而不出”何可同也？杨注误。

④ 虞氏亦混《内》《难》上焦之义。

⑤ 在：原作“有”，据守山阁本改。

杨曰：自脐以上，名曰中焦，变化水谷之味，生血以荣五脏六腑，及于身体。中脘穴在鸠尾下四寸也。

虞曰：中焦乃脾胃也。中焦为病，止言冷热，虚则补其胃，实则泻其脾。[1] 如此治者，万无一失。《灵枢经》曰：中焦如沤，谓腐熟水谷也。其治在脐傍，脐傍右各一寸，乃足阳明胃脉所发，夹脐乃天枢穴也。中焦主脾胃，故治在此经中，故曰脐傍也。

下焦者，当膀胱上口，主分别清浊，主出而不内，以传导也。其治在脐下一寸。

杨曰：自脐以下，名曰下焦。脐下一寸，阴交穴也。主通利溲便以时下而传，故曰出而不内也。

虞曰：下焦为病，止言冷热，虚则补其肾，实则泻其肝。如此治者，万无一失。《灵枢经》曰：下焦如渎。谓膀胱主水也。《素问》曰：三焦为决渎之官，水道出焉。脐下一寸，乃足三阴任脉之会，其治在兹，乃下纪也。

故名曰三焦，其腑在气街[2]，一本曰冲。

丁曰：《灵兰秘典论》曰：三焦者，决渎之官。引导阴阳水谷，故言三焦者，水谷之道路也，布气于胸中，故治在膻中穴也。其腑在气街而或曰冲者，二义俱通。言气街者，即阴阳道路也。言气冲者，气冲脉也。气冲者，十二经根本诸经行气之腑也。故言腑在气冲也。

杨曰：气街者，气之道路也。三焦既是行气之主，故云腑在气街。街，衢也。衢者，四达之道焉。一本曰冲[3]，此非扁鹊之语，盖

---

① 虞注中焦虚实补泻之义，与《内经》相左。

② 其腑在气街：似衍文当删。盖三焦本腑，不当更有腑。

③ 一本曰冲：杨注认为当删。

吕氏再录之言，别本有此言，于义不可用也。

虞曰： 气街在少腹毛中两旁各二寸。是穴，乃足阳明脉气所发。言其三焦主三元之气，其腑在气街。其气街者，《针经》本名气冲。冲者，通与四达之义不殊，两存之亦可也。以气街为腑者，何也？谓足阳明胃化谷为气，三焦又主三元之气，故以气街为腑也。

【点评】本难专论三焦为气之所终始，纵括人身上中下三部分，实则论水谷之受纳、化精、排浊之机理与过程。此后又有三焦敷布元气之说。诸注概而括之，以天地三元之气相类比，呼为人身三元之气，亦合本经义理。本难论水谷传化代谢，以三焦概括其功能特点，谓上焦主内而不出、中焦主不上不下、下焦主出而不内，是本经独有的学术原创，在临床上亦有开拓思路的价值。然诸注均拘于《内经》之成见，以《灵枢·营卫生会》三焦之义解释本难，以致相互牴牾。鉴于对本经"别有师承"的尊重，其上焦"主内而不出"之说，其义深远，并在吞咽障碍、进食困难以及呕吐、嗳噫等水谷不入等病候的辨治方面有指导意义，诸注将其与《内经》上焦混论，殊失《难经》本义。

脏腑配象第五凡六首

三十二难曰： 五脏俱等，而心肺独在膈上者，何也？然：心者血，肺者气，血为荣，气为卫，相随上下，谓之荣卫，通行经络，营周于外，故令心肺在膈上也。

丁曰： 心肺主通天气，故在膈上。

杨曰： 自脐以上通为阳，自脐以下通为阴。故经曰：腰以上为天，腰以下为地。天阳地阴，即其义也。今心肺既居膈上而行荣卫，故云荣周于外。

虞曰：心为帝王，高居远视，肺为华盖，位亦居膈。心主血，血为荣。肺主气，气为卫。血流据气，气动依血，血气相依而行，故心肺居在上焦也。

【**点评**】杨、丁二注以心肺比于天，虞氏类比于帝，掌荣卫以主宰人的生命，故位膈上以示至尊至贵。此三氏均以类比阐论医理，是古人常用方法。

三十三难曰：肝青象木，肺白象金，肝得水而沉，木得水而浮，肺得水而浮，金得水而沉，其意何也？然：肝者，非为纯木也。乙，角也，庚之柔，大言阴与阳，小言夫与妇，释其微阳而吸其微阴之气。其意乐金，又行阴道多，故令肝得水而沉也。

丁曰：五行既定，即有刚柔，配合夫妇，柔纳其刚。今经举肝青象木，木性本浮，今肝得水沉者，谓又怀金性也。又，木七月受气，正月临官，行其阴道多，是故肝得水而沉也。

杨曰：四方皆一阴一阳，东方甲乙木。甲为阳，乙为阴，余皆如此。又，甲为木，乙为草，丙为火，丁为灰，戊为土，己为粪，庚为金，辛为石，壬为水，癸为池。又，乙带金气，丁带水气，己带木气，辛带火气，癸带土气。皆五行王相配偶，故言肝者，非为纯木也。阳交错故也。生于亥而王于卯，故云行阴道多。东方甲乙木，畏西方庚辛金，故释其妹乙，嫁庚为妇。故曰庚之柔。柔，阴也。乙带金气以归，故令肝得水而沉也。

虞曰：乙与庚合，从夫之性，故得水而沉也。

肺者，非为纯金也，辛，商也，丙之柔，大言阴与阳，小言夫与妇，释其微阴，婚而就火。其意乐火。又行阳道多，故令肺得水而浮也。

丁曰：肺白象金。金性本沉，今肺反浮，谓辛纳火性。又正月受气，七月临官，行其阳道多，是故肺得水而浮也。

杨曰：金生于己，王于酉，故云行阳道多。西方庚辛金，畏南方丙丁火，故释其妹辛，嫁为丙妇，故曰丙之柔，辛带火气以归，故令肺得水而浮也。

虞曰：丙与辛合，随夫之性，炎上而浮，故云也。

肺熟而复沉，肝熟而复浮者，何也？故知辛当归庚，乙当归甲也。

丁曰：皆归本性也。

杨曰：肝生沉而熟浮，肺生浮而熟沉，此是死则归本之义，熟喻死矣。如人夫妇有死亡者，未有子息，各归其本，极阴变阳，寒盛生热，壅久成通，聚而必散，故其然也。义之反复，故浮沉改变也。

【点评】对于本难肝肺金木浮沉之论，诸注遵《内》《难》格物之法，均从阴阳五行之理解说，虽不失经义，然杂以夫妇古论，却难为今时之人所理解。盖古人讲生物、生命之道，与非生之物不同者在于阴阳五行互藏互制，如本难肝属木而带有金气、肺属金而带有火气，致使肝肺较之木金本性更复杂，而熟死则归其本性。这种方法，看似不经，其实孕含研究复杂事物方法学萌芽，在临证诊治上也有启发和指导意义。

三十四难曰：五脏各有声色臭味，可晓知以不？然：《十变》言：肝色青，

虞曰：五色之变在于木也。五脏五色，由肝木之气更相溉灌，故各从其类见其色。《黄庭经》云：肝者，木[①]之精，震之气，其色青，位居东方。

其臭臊，

虞曰：得火之变，故其臭则臊也。

其味酸，

虞曰：土受木味则酸。《洪范》曰：曲直作酸。酸，取其收敛也。

其声呼，

虞曰：金木相配，发声为呼，呼亦啸也。

其液泣。

虞曰：泣则言泪也。此乃水行气，溉灌于子，故生泣也。

心色赤，

虞曰：木之布色，在火乃赤也。

其臭焦，

虞曰：五臭之变在于火。五脏五臭，火盛则焦苦出焉，故曰其臭焦也。

其味苦，

---

① 木：原作"水"，据守山阁本改。

虞曰：火性炎上，故生焦苦，故《洪范》云：炎上作苦。本经云：脾主甘，受味，火由土受之，则味苦，取其燥泄也。

其声言，

虞曰：金火相当，夫妇相见，发声为言。《素问》云笑。

其液汗，

虞曰：水火交泰，蒸而成汗。

脾色黄，

虞曰：脾土在中央，其色黄，此乃木之布色，在土乃黄也。

其臭香，

虞曰：火之化土，其臭则香也。

其味甘，

虞曰：脾土，味甘，甘能受味以取宽缓，行五味以养五脏，各从其数以配其味，在本性则甘，故《洪范》云，稼穑作甘也。

其声歌，

虞曰：金土相生，母子相见，发声为歌。

其液涎，

虞曰：水之行液，在脾成涎。

肺色白，

虞曰：木之布色，在肺乃白也。

其臭腥，

虞曰：火之变，在金则腥也。

其味辛，

虞曰：土之受味，在肺为辛，辛取其散润也。

其声哭，

虞曰：凡五音之发在于金，金发五音以出五脏，各从其类以发其声。在本性为哭者，谓肺属金。金，商也。商，伤也。主于秋，秋、愁也。故在志则悲哭，此之谓也。

其液涕。

虞曰：水之行液，在肺成涕。

肾色黑，

虞曰：水[①]之布色，在肾，乃黑，《淮南子》云：水者，积阴之气而成水也。取其积阴，故其色乃黑。

其臭腐，

虞曰：火主臭，在水为腐臭也。启玄子云：因水变为腐也。

其味咸，

---

① 水：原作“木”，据守山阁本改。

虞曰： 土之受味，在水作咸。咸，取其柔耎也。

其声呻，

虞曰： 子之见母，乃发娇呻之声也。

其液唾。

虞曰： 凡五液皆出于水，水行五液，分灌五脏，故诸脏各有液也，在本宫则为唾也。

是五脏声、色、臭、味也。

丁曰： 其言五声、五色、五味、五音、五液，此者是五脏递相荣养，过此则病也。

杨曰： 五脏相通，各有五，五五合为二十五，以相生养也。

五脏有七神，各何所藏耶？然：脏者，人之神气所舍藏也，故肝藏魂，肺藏魄，心藏神，脾藏意与智。

虞曰： 心有所忆谓之意，水从其夫，故有智也，

肾藏精与志也。

丁曰： 五脏七神者，《宣明五气篇》注云：心藏神，精气之化成也。肺藏魄，精气之匡辅也。《灵枢经》云：并精而出入者谓之魄。肝藏魂，神气之辅弼也。《灵枢经》曰：随神而往来者谓之魂。脾藏意与智，意主所思，智主其记。肾藏精与志，专意而不移者也。《灵枢经》曰：意之所存谓之志。又云：其精者谓之志也。

虞曰： 气之所化谓之精，意之所存谓之志。

杨曰： 肝、心、肺各一神，脾、肾各二神，五脏合有七神。

【点评】虞氏从五脏五行类属之理阐释声色臭味液的生理变化，并对神志进行了五脏归属分析，合于《难经》及《内经》本义，是古代中医经典演绎生理病理的基本法则。

三十五难曰：五脏各有所，腑皆相近，而心肺独去大肠小肠远者，何谓也？经言心荣肺卫，通行阳气，故居在上。大肠小肠传阴气而下，故居在下。所以相去而远也。

又，诸腑者，皆阳也，清净之处，今大肠、小肠、胃与膀胱，皆受不净，其意何也？然：诸腑者，谓是非也，

丁曰：经言诸腑皆阳，清净之处者，为手足三阳，为行气之腑，故言清净之处也。今大肠、小肠、胃、膀胱为传化之腑，故言非也。

杨曰：谓是非者，言诸腑各别其所传化，此为是也。小肠为腑，此为非也。何为如此？然：小肠者，虽配心为表，其治则别，其气则通，其气虽通，其所主又异，所以虽曰心病，而无心别位，故曰非也。[1]

经言小肠者，受盛之腑也。大肠者，传泻行道之腑也。胆者，清净之腑也。胃者，水谷之腑也。膀胱者，津液之腑也。

杨曰：此各有此传也。[2]

一腑犹无两名，故知非也。小肠者，心之腑。大肠

① 杨氏将小肠与心病相混。

② 杨氏注释之意，传当用专字，谓各有所主之功能。

者，肺之腑。胃者，脾之腑。胆者，肝之腑。膀胱者，肾之腑。

杨曰：此是小肠与心通气也，余并同矣。

小肠谓赤肠，大肠谓白肠，胆者谓青肠，胃者谓黄肠，膀胱者谓黑肠。下焦所治也。

丁曰：皆谓随五脏之色相配而言也。

杨曰：肠者，取其积贮热[1]治之义也，故以名之。然六腑五脏之正色也。

【点评】杨注之意，诸腑以通为肠之义，故可通过泄“积贮热”治所合之脏病。唯将小肠与心两病相混，难以说通。

三十六难曰：脏各有一耳，肾独有两者，何也？然：肾两者，非皆肾也，其左者为肾，右者为命门。命门者，诸神精之所舍，原气之所系也。故男子以藏精，女子以系胞，故知肾有一也。

丁曰：命门者诸神精之所舍，原气之所系也。故男子藏精，女子系胞也，是知肾有一也。其言命门者，非右尺也，为人之生命之门也。肾属水，故知以其右尺，为相火行君火之命，今亦名命门，即非肾之命门也。盖同名而异义也。[2]

杨曰：肾虽有两而非一肾，故《脉经》曰：左手尺中为肾脉，右手尺中为神门脉。此其义也。肾者，人生之根本。神门者，元气之宗

---

① 积贮热：以“积贮热”为六腑特点，杨注或有心得。

② 丁注右肾命门行相火，故而非肾。

始。故云精神之所舍也。神门，亦命门也。①

虞曰：经云右为命门，元气之所系也。《脉经》言与三焦为表里，三焦又主三元之气。准此推之，三焦自命门之所起也，属手少阳火，配心包手厥阴火为表里，其理明矣。②

【**点评**】诸注所议右肾命门，不谈命门概念内涵，亦不谈《内》《难》命门之别，却聚议命门与右尺候脉及其种种纠葛，虽具有解经作用，但距命门实义甚远，学术价值有限。

三十七难曰：五脏之气，于何发起，通于何许，可晓以不？然：五脏者，当上关于九窍也。故肺气通于鼻，鼻和则知香臭矣。肝气通于目，目和则知白黑矣。脾气通于口，口和则知谷味矣。心气通于舌，舌和则知五味矣。肾气通于耳，耳和则知五音矣。

杨曰：七窍者，五脏之门户，脏气平调，则门户和利矣。

五脏不和，则九窍不通。

杨曰：五脏失和于内，九窍壅塞于外也。今上有七窍而云九者，二窍幽隐，所以不言，肾气上通于耳，下通于二阴，故云九窍也。③

六腑不和，则留结为痈。

丁曰：不和者，为腑与脏不和者，邪气不得外泄，则害其九窍；六腑不得内通，则留结为痈。凡人脏腑阴阳和，即如水之流不得息

① 杨氏引《脉经》右尺诊神门即命门，割裂肾命，不可取。

② 虞注命门生元气起三焦，独解本经大义。

③ 上为七窍，加二阴才九窍，杨注有理。

也，如环之无端，莫知其纪，周而复始也。

杨曰： 六腑，阳气也，阳气不和，则结痈肿之属，故云为痈也。邪乘气来，先游于腑也。

邪在六腑，则阳脉不和，阳脉不和，则气留之，气留之，则阳脉盛矣。邪在五脏，则阴脉不和，阴脉不和，则血留之，血留之，则阴脉盛矣。阴气太盛，则阳气不得相营也，故曰格。阳气太盛，则阴气不得相营也，故曰关。阴阳俱盛，不得相营也，故曰关格。关格者，不得尽其命而死矣。

丁曰： 内外不相济，是为关格，故知死矣。

杨曰： 人之所有者，气与血也，气为阳，血为阴，阴阳俱盛，或俱虚，或更盛，或更虚，皆为病也。

经言气独行于五脏，不营于六腑者，何也？然：气之所行也，如水之流不得息也，故阴脉营于五脏，阳脉营于六腑，如环之无端，莫知其纪，终而复始。其不覆溢，人气内温于脏腑，外濡于腠理，

丁曰： 诸阴不足，阳入乘之为覆。诸阳不足，阴出乘之为溢也。此者，是气之独行也。

杨曰： 覆溢者，谓上鱼入尺也，若不如此，当行不止，故云终而复始焉。[1]

【**点评**】本难论脏腑、气血、阴阳经脉以至阴阳失和病变一

---

① 杨、丁从正反解释“其不覆溢”，说明此段是讲经脉之气正常运行营养脏腑的生理。二注互参。

段，与《素问·生气通天论》“阴不胜其阳则脉流薄疾，并乃狂；阳不胜其阴，则五脏气争，九窍不通”相通，只是《难经》更具体到脏腑、气血说理，以至关格而阴阳离决。如是者，杨注近是。

脏腑度数第六凡十首

三十八难曰：脏惟有五腑独有六者，何也？然：所以腑有六者，谓三焦也，有原气之别焉，主持诸气，有名而无形，其经属手少阳，此外腑也。故言腑有六焉。

丁曰：其言五脏六腑者，谓五脏应地之五行，其六腑应天之六气。其言天之六气，谓三焦为相火，属手少阳，故言腑独有六也。

杨曰：三焦无内腑，惟有经脉名手少阳，故曰外腑也。

【点评】杨注三焦也是一腑，丁注三焦属相火，而在三焦为“原气之别(使)”这一学术创新点上均默而无言。

三十九难曰：经言腑有五，脏有六者，何也？然：六腑者，正有五腑也。然五脏亦有六脏者，谓肾有两脏也。其左为肾，右为命门。命门者，谓精神之所舍也。男子以藏精，女子以系胞，其气与肾通，故言脏有六也。腑有五者，何也？然：五脏各一腑，三焦亦是一腑，然不属于五脏，故言腑有五焉。

丁曰：五脏正有五腑，今曰三焦是为一腑，配心包络为脏，即脏腑皆有六焉。其二经俱是相火，相行君命，故曰命门也。

杨曰：五脏六腑皆五，有五六之数，或俱五，或俱六，或一五，或一六，并应天地之数也。若以正脏腑言之，则脏腑俱有五也，脏五以应地之五岳，腑五以应天之五星。若以俱六言之，则脏六以应六律，腑六以应乾数。若以脏五腑六言之，则脏五以应五行，腑六以法六气。以腑五脏六言之，则脏六以法六阴，腑五以法五常。所以脏腑俱五者，手心主非脏，三焦非腑也。脏腑俱六者，合手心主及三焦也，其余例可知也。

虞曰：天以六气司下，地以五行奉上，天地交泰，五六之数而成也。人法三才，所以脏腑以法五六之数，谓人头圆象天，足方象地，以脏腑五六之数以象人，则三才备矣。十一之数，相因而成，故不离于五六也。《汉书》云：五六乃天地之中数也。

【点评】本难诸注，俱在脏腑数目上下笔，至于命门概念及内涵，却并未着墨。杨、虞以脏腑五六与天地五行、六气相类推理，是类比思维。此本质内涵在于功能特性相类，有其自然之理。又，丁氏认为命门即心包络，此说为宋代命门相火论张目。

王翰林集注黄帝八十一难经卷之三

释音

二十难：　癫都田反　肓呼光反

二十二难：煦香句反

二十三难：跷讫约反

二十四难：眩荣绢切

二十八难：跟古痕切　踝户瓦切　砭陂验切

二十九难：疝所晏切　瘕古讶切

三十一难：膻徒亶切　脘古卵切

三十四难：臊[①]苏曹切

① 臊：原脱，据守山阁本补。

卷之四

四十难曰：经言肝主色。

虞曰：肝，木也。木之华萼，敷布五色，故主色也。

心主臭。

虞曰：心火也，火之化物，五臭出焉，是故五臭心独主之也。

脾主味。

虞曰：脾，土也。土甘，甘受味，故主味。《礼》云：甘受和味，此义也。

肺主声。

虞曰：肺，金也，金击之有声，故五音皆出于肺也。

肾主液。

虞曰：肾，水也。水流湿，主液也。

鼻者，肺之候，而反知香臭。耳者，肾之候，而反闻声。其意何也？然：肺者，西方金也。金生于巳。巳者，南方火也。火者心，心主臭，故令鼻知香臭。肾者北方水也，水生于申。申者，西方金。金者肺。肺主声，故令耳闻声。

杨曰：五行有相因成事，有当体成事者，至如肺肾二脏，相因成也，其余三脏，自成之也。

【点评】虞氏注五脏主色臭味声液，其理平正；杨氏以相因之故即相互影响为注，虽仍随文注释，但古人思路如此，应予理解。

四十一难曰：肝独有两叶，以何应也？然肝者，东方木也。木者，春也。

虞曰：在五常，木法春应仁，故云木者春也，人之仁发用也。

万物始生，其尚幼小。

虞曰：肝木足厥阴，配胆木足少阳。少阳之至，乍大乍小，乍短乍长，故云幼少。

意无所亲，

虞曰：木者，应春法仁，施恩无求报，不以亲而施化育，故曰意无所亲。[1]

去太阴尚近，

虞曰：十二经相注，足厥阴还复注手太阴。故曰：去太阴尚近也。

---

① 虞注以社会道德，不如类比自然事物更合医门之理。

离太阳不远，

虞曰：本经言足厥阴少阳木，生手太阳少阴火，故云离太阳不远，则此义也。[1]

犹有两心，

虞曰：犹，如也。如有两心者，谓注于太阴，有畏金之心；生于太阳，有生火之心，故云犹有两心。

故有两叶，亦应木叶也。

虞曰：肝者，据大叶言之，则是两叶也。若据小叶言之，则多叶矣。解在后章。

丁曰：《经》言：肝者，东方木也。应春万物之所生，其尚幼小。然始生者，非长生也。谓木初受气，是言幼少也，意无所亲者，谓以失其父，未识其母，故曰意无所亲也。去太阴尚近，太阴是七月，木始受气，离太阳不远也。太阳是六月，故言离太阳不远也。犹有两心者，为离太阳恋太阴，有此离恋，故言两心也。所以肝有两叶，以应木叶也。

【**点评**】丁、虞二注皆从肝有两叶，与太阴、太阳之离、恋不亲作解，点出肝木应春属少阳，虽尚幼小，但却生机蓬勃，即主生发之义，此为本难主旨，虽举喻失当，但总体距本义不远。

四十二难曰：人肠胃长短，受水谷多少，各几何？然：胃大一尺五寸，径五寸，长二尺六寸，横屈受水谷三斗五升，其中常留谷二斗，水一斗五升。

---

① 本难称肝木应春，则太阴当指冬、太阳应指夏。虞注太阴、太阳为经脉者非。

杨曰： 凡人食，入于口而聚于胃，故经云：胃者，水谷之海，胃中谷熟，则传入小[1]肠也。

小肠大二寸半，径八分分之少半，长三丈二尺，受谷二斗四升，水六升三[2]合，合之大半。

杨曰： 小肠受胃之谷，而传入于大肠，分谷三分有二为太半，有一为少半。

回肠大四寸，径一寸半，长二丈一尺，受谷一斗，水七升半。

杨曰： 回肠者，大肠也。受小肠之谷，而传入于广肠焉。

虞曰： 水谷自胃有三斗五升，传入小肠，则谷剩四升[3]，水少八升六合，合之少半。又传入大肠，水谷之数，比之在胃各减一半。至此，则水分入膀胱，谷传入肛门也。

广肠大八寸，径二寸大[4]半，长二尺八寸，受谷九升三合八分合之一。

杨曰： 广肠者，直肠也，一名肛门，受大肠之谷而传出。

故肠胃凡长五丈八尺四寸，合受水谷八斗七升六合八分合之一，此肠胃长短受水谷之数也。

杨曰： 据《甲乙经》言，肠胃凡长六丈四寸四分，所以与此不同

---

① 小：原作“少”，据守山阁本改。
② 三：原脱，据《难经本义》补。
③ 升：原作“斗”，据医理改。
④ 大：原脱，据守山阁本补。

者，《甲乙经》从口至直肠而数之，故长。此经从胃至肠而数之，故短。亦所以互相发明，非有谬也。

肝重四斤四两，左三叶，右四叶，凡七叶。

虞曰：肝足厥阴，配足少阳，少阳之次数于七，故有七叶。

主藏魂。

虞曰：魂者，神气之辅弼也。

杨曰：肝者，干也，于五行为木，故其于体状有枝干也。肝神七人，老子名曰[①]明堂宫，兰台腑，从官三千六百人，又云，肝神，六童子，三女人。又，肝神名盖蓝。

心重十二两，中有七孔三毛，盛精汁三合，主藏神。

杨曰：心，纤[②]也。言所识纤微，无物不贯也。又云，心，任也。言能任物也，其神九人，太尉公名绛宫，大始南极老人，元先之身。其从官[③]三千六百人。又曰，心为帝王，身之主也，心神又名呴呴。

虞曰：神者，精气之化成也。

脾重二斤三两，扁，广三寸，长五寸，有散膏半斤。主裹血，温五脏，主藏意。

杨曰：脾，俾也。在胃之下，裨助胃气，主化水谷也。其神五人，玄光，玉女，子母。其从官三千六百人。其脾神又名俾俾。

---

① 名曰：原倒作“曰名”，据守山阁本乙正。
② 纤：原作“识”，据守山阁本改。
③ 官：原作“宫”，据守山阁本改，下同。

肺重三斤[1]三两，六叶，两耳，凡八叶。

虞曰：肺者，金之稽，兑之气，位居于西，西是八门，八叶之应，法于此也。

主藏魄[2]。

杨曰：肺，勃也。言其气勃郁也。其神八人，大和君名曰玉堂宫，尚书府。其从官三千六百人。又云，肺神十四，童子七，女子七[3]。肺神又名鸣鸠。

虞曰：魄者，精气之匡辅也。

肾有两枚，重一斤一两，主藏志。

杨曰：肾，引也。肾属水，主引水气灌注诸脉也。其神六人，司徒，司宫，司命，司隶，校尉，廷尉卿。肾神又名傈傈。

虞曰：专意不移者志。

胆在肝之短叶间，重三两三铢，盛精汁三合。

杨曰：胆，敢也。言其人有胆气果敢也。其神五人，太一道君，居紫房宫中。其从官三千六百人。胆神又名灌灌。

虞曰[4]**：**胆者，中正之官，决断出焉。

胃重二斤二两，纡曲屈伸，长二尺六寸，大一尺五寸，径五寸，盛谷二斗，水一斗五升。

---

① 斤：原作“两”，据守山阁本改。
② 魄：原作“魂”，据守山阁本改。
③ 七：原脱，据守山阁本补。
④ 曰：原脱，据守山阁本补。

杨曰：胃，围也。言围受食物也。其神十二人，五元之气，谏议大夫。其胃神名且且。

虞曰：胃为仓廪之官也。

小肠重二斤十四两，长三丈二尺，广二寸半，径八分分之少半，左回叠积十六曲，盛谷二斗四升，水六升三合，合之太半。

杨曰：肠，畅也。言通畅胃气，去滓秽也。其神二人，元梁使者。小肠神又名洁洁。

虞曰：小肠为受盛之官，化物出焉。

大肠重二斤十二两，长二丈一尺，广四寸，径一寸半①。当脐右回十六曲，盛谷一斗，水七升半。

杨曰：大肠，即回肠也。以其回曲，因以名之。其神二人，元梁使者，其神名涸涸。

虞曰：大肠为传导之官，变化出焉。

膀胱重九两二铢，纵广九寸，盛溺九升九合。

杨曰：膀，横也；胱，广也。言其体短而横广。又名胞。胞，鞄也。鞄者，空也。以需承水液焉。今人多以两胁下及小腹两边为膀胱，深为谬也。

虞曰：膀胱为州都之官，津液藏焉。

口，广二寸半。唇至齿长九分。齿以后至会厌。深三寸半。大容五合。舌重十两，长七寸，广二寸半。

---

① 半：原脱，据守山阁本补。

杨曰：舌者，泄也。言可舒泄于言语也。

虞曰：唇者，声之扇。舌者，声之机。

咽门重十两，广二寸半，至胃长一尺六寸。

杨曰：咽，嚥也。言可以嚥物也。又谓之嗌，言气之流通阨要之处也。咽，为胃之系也。故经曰，咽主地气。胃为土，故云主地气也。

喉咙重十二两，广二寸，长一尺二寸，九节。

杨曰：喉咙，空虚也。言其中空虚，可以通气息焉，即肺之系也，呼吸之道路。故经云，喉主天气，肺应天，故云主天气也。喉咙与咽并行，其实两[①]异，而人多惑[②]之。

肛门重十二两，大八寸，径二寸大半，长二尺八寸，受谷九升二合八分合之一。

杨曰：肛，釭也。言其处似车形，故曰肛门，即广肠也。又名直肠。

丁曰：前肠胃径围大小不同，其言胃大一尺五寸，径五寸者，即是围三[③]径一也。小肠径八分，大二寸四分则是也。今言二寸半，即分之少半。回肠径一寸半，即大四寸五分。今言大四寸，即少五分也。广肠径一寸半，即大七寸五分。今言八寸，即有剩五分也。其升、斗、寸、尺者，先立其尺，然后造其升斗秤两，皆以同身寸之为法，以尺造斗，斗面阔一尺，底阔七寸，高四寸，俱厚三分，可容十

---

① 两：原作“无”，据守山阁本改。

② 惑：原作“感”，据守山阁本改。

③ 三：原脱，据守山阁本补。

升。凡以木此指节者，方一寸为两，十六两为斤，此制同身寸尺升斗之度，为人之肠胃斤重长短之法也。

【点评】诸注之中，杨氏给力，且有发明。注分两端，一是对人体器官与内脏的观察描述，解释脏腑名称、形态与量度；二是关于脏腑功能与概念的诠释。诸脏之所以名肝心脾肺肾等，杨氏均以人事物功作释，如“肝者干也”“心者纤也”“胃者围也”“肠者畅也”等等，虽非自杨氏起，如敦煌医学残卷《明堂五脏论》就有相关记载，但杨氏传之以为说，则代表了一种学术方法和理论倾向，即中医脏腑概念的功能化内涵和以象类比的形成方法，而非指解剖实体。它与《内经》以官职论脏腑，内涵是一致的。此外，杨注每脏还列有从官随神若干，显然是受道家著作的影响，将医学功能人格神化，坠入玄幻，不可取也。

四十三难曰：人不食饮，七日而死者，何也？然：人胃中常有留谷二斗，水一斗五升。故平人日再至圊，一行二升半，日中五升，七日五七三斗五升，而水谷尽矣。故平人不食饮七日而死者，水谷津液俱尽，即死矣。

丁曰：人受气于谷，以养其神，水谷尽即神去，故安谷者生，绝谷者死也。

杨曰：胃中常留水谷三斗五升，人既不食饮，而日别再圊，便一日五升，七日之中，五七三斗五升，胃中水谷俱尽，无气以生，故死焉。圊，厕也。

虞曰：人受气于谷，今不食饮七日，是知水谷气尽即死也。

【点评】丁注水谷养神，谷尽神亡人死。此神是神机，以精气为根本。

四十四难曰：七冲门何在？然：唇为飞门，齿为户门，会厌为吸门，胃为贲门，太仓下口为幽门，大肠小肠会为阑门，下极为魄门，故曰七冲门也。

丁曰：经言唇为飞门者，取动之义也。齿为户门者，为关键开合，五谷由此摧废出入也。[①] 会厌为吸门者，咽喉为水谷下时厌按呼吸也。胃为贲门者，胃言若虎贲之士，围达之象，故曰贲门也。况胃者，围也，主仓廪，故别名太仓。其下口者，即肠口是也。大肠小肠会为阑门，会者，合也，大肠小肠合会之处，分阑水谷精血，各有所归，故曰阑门也。下极为魄门，大肠者，肺之腑也，藏其魄，大肠下名肛门，又曰魄门也。

杨曰：人有七窍，是五脏之门户，皆出于面。今七冲门者，亦是脏腑之所出，而内外兼有证焉。飞门者，脾气之所出也。脾主于唇，为飞门也。飞者，动也。言唇受水谷，动转入于内也。齿为户门者，口齿，心气之所出也，在心为志，出口为言，故齿为心之门户，亦取摧伏五谷，传入于口也。[②] 会厌为吸门者，会厌为五脏音声之门户，故云会厌为吸门也。胃为贲门，贲者，膈也，胃气之所出也，胃出谷气，以传于肺，肺在膈上，故以胃为贲门也。太仓下口为幽门者，肾[③]气之所出也，太仓者，胃也，胃之下口，在脐上三寸，既幽隐之处，故曰幽门。大肠小肠会为阑门，阑门者，遗失之义也[④]，言大小二肠皆输泻于广肠，广肠既受传而出之，是遗失之意也，故曰阑门。下极为魄门，魄门者，下极肛门也。肺气上通喉咙，下通于肛门，是肺气之所出也，肺藏魄，故曰魄门焉。冲者，通也，出也，言脏腑之气通出之所也。

---

① 丁注义佳。

② 杨氏注齿为心之门户，太过勉强。

③ 肾：据文义，当为“胃”。

④ 阑门者，遗失之义也：阑门遗失，其义待考。

【点评】丁注七门皆肠胃消化道所属，合于《难经》本义，阐论之义不俗，为后世所重。而杨注联系脏腑解释其特性功能，或有启发，或太过勉强而待考。最后释冲为通、为出，虽说不能排除此义，但终觉过于局限，不如解为关隘、冲要为宜。因七者或内而不出，或出而不内，均需禁闭有权，启闭协调，失常则病。

四十五难曰：经言八会者，何也？然：腑会太仓。

丁曰：腑会太仓者，胃也。其穴者，中脘是也。

虞曰：太仓在心前鸠尾下四寸是也。足阳明胃脉、手太阳小肠脉、手少阳三焦脉、任脉之会。本名中脘，此云太仓也，即胃之募也。胃化气养六[1]腑，故云会。

脏会季胁。

丁曰：脏会季胁，软筋之名。其端有穴直脐，章门穴，是脾之募，足厥阴少阳[2]所会，故曰脏会季胁也。

虞曰：是章门穴，乃脾之募也。直脐季胁端，侧卧，屈上足，伸下足，齐臂取之，乃足厥阴少阳之会也。

筋会阳陵泉。

丁曰：阳陵泉，穴名也，在膝下一寸，外廉是也。

虞曰：阳陵泉穴，在膝下宛宛中，足少阳胆脉气所发也。

髓会绝骨。

丁曰：髓会绝骨，是骨名也，其穴在外踝上四寸，阳辅穴是也。

---

① 六：原作“大”，据守山阁本改。

② 阳：原作“阴”，据守山阁本改。

虞曰：绝骨，乃阳辅穴也，亦足少阳之脉气所出也。

血会膈俞。

丁曰：血会膈俞，穴名也。在第七椎下两旁，同身寸各一寸五分是也。

虞曰：膈俞二穴，在脊骨第七椎下，两旁各一寸五分，足太阳膀胱脉气所发也。

骨会大杼。脉会[1]太渊。

丁曰：骨会大杼[2]，穴名也。在项后第一椎两旁，相去同身寸一寸五分。脉会太渊穴，在右寸内鱼际下。

虞曰：大杼亦足太阳脉气所发，在脊第一椎两旁各一寸五分。太渊在手鱼际间，应手动脉，则手太阴之脉气所发也。

气会三焦，外一筋直两乳内也。热病在内者，取其会之气穴也。

丁曰：气会三焦，外一筋直两乳内者，膻中穴是也。此者是成会之穴所在也。

杨曰：人脏、腑、筋、骨、髓、血、脉、气，此八者，皆有会合之穴。若热病在于内，则于外取其所会之穴，以去其疾也。季胁，章门穴也。三焦，外一筋直两乳内者，膻中穴也。余皆可知也。

【**点评**】诸注八会之具体经穴及位置，未释各会穴意义，犹有不足也。

---

① 会：原脱，据守山阁本补。
② 杼：原作“杼”，据守山阁本改。

四十六难曰：老人卧而不寐，少壮寐而不寤者，何也？然：经言少壮者，血气盛，肌肉滑，气道通，荣卫之行，不失于常，故昼日精，夜不寤。老人血气衰，肌肉不滑，荣卫之道涩，故昼日不能精，夜不得寐也。故知老人不得寐也。

丁曰：天地交泰[1]，日月晓昏，人之寤寐，皆相合也。少壮未损其荣卫，故寤寐与天地阴阳同度。是以昼日精强，夜得其寐也。老者损瘁，故昼日不能精强，荣卫滞涩，所以夜不得寐也，是以昼日不精而夜不得寐也。

杨曰：卫气者，昼日行于阳，阳者，身体也；夜行于阴，阴者，腹内也。人目开，卫气出则寤，入则寐。少壮者，卫气行不失于常，故昼得安静而夜得稳眠也。老者卫气出入不得应时，故昼不得安静，夜不得寐也。精者，静。静，安也。

【点评】丁注之重点，在于人之睡眠法天地阴阳，而杨注则从卫气运行昼行躯体在阳、夜行腹内在阴解说，角度不同，均落实于荣卫盛衰。

四十七难曰：人面独能耐寒者，何也？然：人头者，诸阳之会也。诸阴脉皆至头颈、胸中而还。独诸阳脉皆上至头耳，故令面耐寒也。

丁曰：天地阴阳升降，各有始终，阳气始于立春，终于立冬。阴气始于立秋，终于立夏。其小满、芒种、夏至、小暑、大暑，此五节故以法象于头。故面独能耐寒。其小雪、大雪、冬至、小寒、大寒，

① 泰，原作“秦”，据守山阁本改。

此五节法象人之足，亦不耐其寒，此之谓也。

杨曰：按诸阴脉皆至颈、胸中而还，盖取诸阳尽会于头面，诸阴至头面者少，故以言之耳。经云：三百六十五脉，悉会于目。按《灵枢·邪气脏腑病形》篇云：十二经脉，三百六十五络，其血气皆上于面而走空窍。此所引有脱误。如此则阴阳之脉皆至于面，不独言阳脉自至于头面也。

【点评】丁注脱离经文医理，以头象天为论，难证头面耐寒。杨注引《灵枢》文，以责本难引经不全之误，并指出阴经非不至头面，只是阳经主导，气血盛多之故。这种认识值得肯定。《难经古义》滕万卿说："首面支体骨属筋会，虽如同，然其血气清浊，自有分界。人身虽为一气血，头面病多是浊阴犯上，支体病多是清阳滞下，是示用药施治之所以异也。"此为一解。

虚实邪正第七凡五首

四十八难曰：人有三虚三实，何谓也？然：有脉之虚实，有病之虚实，有诊之虚实也。脉之虚实者，濡者为虚；紧牢者为实。

丁曰：脉缓软者濡，按之而有力者牢实也。
杨曰：按之如切绳之状，谓之紧也。

病之虚实者，出者为虚；入[①]者为实。

① 入：此前原衍"实"字，据守山阁本删。

丁曰：阴阳者，主其内外也。今阳不足，阴出乘之，在内俱阴，故知出者为虚也。阴不足，阳入乘之，在外俱阳，故知入者为实也。

杨曰：呼多吸少，吸多呼少。

言者为虚；不言者为实。

杨曰：肺主声，入心为言，故知言者为虚。肝主谋虑，故入心即不言。用为实邪，故知不言者为实也。

杨曰：脏气虚，精气脱，故多言语也。脏气实，邪气盛，故不欲言语也。

缓者为虚，急者为实。

丁曰：阳主躁，阴主静，阴即缓阳即急，故知缓者为虚，急者为实也。

杨曰：皮肉宽缓，皮肤满急也。①

诊之虚实者，濡者为虚；

杨曰：皮肤濡缓也。

牢者为实。

杨曰：皮肉牢强也。

痒者为虚；

杨曰：身体虚痒也。

痛者为实。

---

① 缓急当指病情态势，非皮肤之谓。杨注误，丁注亦不知所指。

杨曰：身形有痛处皆为实。

外痛内快，为外实内虚。

杨曰：轻手按之则痛，为外实，病浅故也。重手按之则快，为内虚，病深故也。

内痛外快，为内实外虚；

杨曰：重手按之则痛，为内实，病深故也。轻手按之则快，为外虚，病浅故也。凡人病，按之则痛者，皆为实。按之则快者，皆为虚也。

故曰虚实也。

杨曰：是三虚三实之证也。[①]

丁曰：诊按之心腹、皮肤内外，其痛按之而止者虚，按之而其痛甚者实。内外同法也。

【**点评**】本难主要是从脉象、病象和体征三个方面鉴别病证的虚实，杨、丁二注虽对具体内容作了解释，但对本难主旨并未点破，有目无纲也。

四十九难曰：有正经自病，有五邪所伤，何以别之？然：经言忧愁思虑则伤心。

丁曰：心主脉，忧愁思虑，即心脉不得宣行，故伤心也。

吕曰：心为神，五脏之君，聪明才智，皆由心出。忧劳之甚，则

① 杨注不确，此非证，是脉诊、病(象)诊、切诊三法。

伤其心，心伤神弱也。

虞曰： 任治于物，清筝栖灵曰心。今忧愁思虑不息，故伤心也。[①]

形寒饮冷则伤肺。

丁曰： 肺主皮毛，恶其寒，所以形寒饮寒则令伤其肺也。

吕曰： 肺主皮毛，形寒者，皮毛寒也，饮冷者，伤肺也。肺主受水浆，水浆不可冷饮，肺又恶寒，故曰伤也。[②]

恚怒气逆，上而不下，则伤肝。

丁曰： 肝主谋虑，胆主勇断，故怒极即伤其肝也。

吕曰： 肝与胆为脏腑，其气勇，故主怒，怒则伤也。

虞曰：《素问》云：怒则血菀积于上焦，名曰逆厥。又曰：怒甚呕血，气逆使然：故伤也。

饮食劳倦则伤脾。

丁曰： 脾主味，饮食味美，而过食之无度；劳动其力，倦局其足，故伤脾也。

吕曰： 饮食饱，胃气满，脾络恒急；或走马跳跃，或以房劳脉络裂，故伤脾也。

虞曰： 脾为仓廪之官，五味出焉，谓纳其五味，化生五气，以养人身。今饮食劳倦而致自伤，是故圣人谨和五味，骨正筋柔，谨道如法，长有天[③]命。安致自伤？养生之道，可不戒哉。

久坐湿地，强力入水，则伤肾。

---

① 虞注对于心概念别有心得。

② 吕注勉强。饮冷当先伤胃，是寒气循经上逆才伤肺。

③ 天：原作“尺”，据《素问·生气通天论》改。

丁曰：肾主腰。腰者，肾之腑，久坐则肾气不得宣行，故损也。肾穴在足心底，名曰涌泉。居处湿地，复入水，故有损也。强力者，务快其心，强合阴阳，故伤其肾也。

吕曰：久坐湿地，谓遭忧丧。[①] 强力者，谓举重引弩。入水者，谓复溺于水，或妇人经水未过，强合阴阳也。

虞曰：土主湿，自然之理也。今久坐湿地，则外湿内感于肾，合之风寒，发为瘴[②]病。强力过用，必致自饮[③]也。《经脉别论》曰：持重远行，必伤于肾。《生气通天论》曰：因而强力，肾气乃伤，高骨乃坏。《经脉别论》曰：度水跌仆，喘出于肾与胃也。

是正经之自病也。

丁曰：此五者，皆正经自病，非谓他邪也。

吕曰：此皆从其脏内自发病，不从外来也。

虞曰：吕氏言其脏内自发其病，不从外来；其义非也。只如形寒饮冷伤肺者，谓外寒感于皮毛，内合于肺，此从外来也。又饮冷入口，内伤于肺，亦从外来也。余悉如此，圣人大意，言正经虚则腠理开，腠理开则外感于内，故曰正经自病也。

何谓五邪，然：有中风，

丁曰：中者，伤也。言中风者，调肝应风，主色邪，散于五脏，为之五色也。

吕曰：肝主风也。

虞曰：东方生风，风生木，恶风。又巽木为风。

---

① 吕氏此注，未知所指。

② 瘴：据病因所述，疑为“痹”字。

③ 饮：据病因所述，疑为“伤”字。

有伤暑，

丁曰：伤暑者，谓心应暑，主臭邪，放于五脏，为之五臭也。

吕曰：心主暑也。

虞曰：心火主暑，王于夏。暑，热也。《素问》曰：夏伤于暑，秋必痎疟。

有饮食劳倦，

丁曰：脾应湿，主味邪，散入五脏为五味。

吕曰：脾主劳倦也。

虞曰：正经自病，亦言饮食劳倦伤脾，今五邪亦言饮食劳倦，正经病谓正经虚，又伤饮食；五邪病，谓食饮伤于脾而致病也。

有伤寒，

丁曰：肺主燥，而其令清切[1]恶寒，主其声邪，散入五脏，为之五声也。

吕曰：肺主寒也。

虞曰：谓寒感皮毛，故曰伤寒也。

有中湿。

丁曰：肾应寒，主水邪，散入五脏，为之五液也。

吕曰：肾主湿也。

虞曰：水流湿之义也。

此之谓五邪。

---

① 切：原作“功”，据守山阁本改。

吕曰：此五病从外来也。[1]

虞曰：此五行相胜也，作邪如下说也。

假令心病，何以知中风得之？然：其色当赤，何以言之，肝主色，

虞曰：巽为风，属木，故主中风。木之华萼，敷布五色，作五邪，乃如下说也。

自入为青。

虞曰：木经自病也。

入心为赤。

虞曰：肝邪入心，其色乃赤。

入脾为黄。

虞曰：肝邪入脾，其色黄也。

入肺为白。

虞曰：肝邪入肺，故其色白。

入肾为黑。

虞曰：肝邪在肾，其色黑。

肝为心邪，故知当赤色也。

---

① 吕注意为外感病。

吕曰：肝主中风，心主伤暑者，今心病中风，故知肝邪往伤心也。

其病身热，胁下满痛。

吕曰：身热者，心。满痛者，肝。二脏之病证也。
虞曰：心主伤暑，病则身热，肝布两胁，故胁满，肝之乘心也。

其脉浮大而弦。

吕曰：浮大者，心；弦者，肝。二脏脉见应也。

何以知伤暑得之？然：当恶臭。何以言之？心主臭。

虞曰：心，火也。火之化物，五臭出焉。

自入为焦臭。

虞曰：火性炎上，则生焦臭。此曰正经自病也。

入脾为香臭。

虞曰：火之化土，其臭乃香。

入肝为臊臭。

虞曰：火之化木，其臭乃臊。

入肾为腐臭。

虞曰：火之化水，其臭乃腐。

入肺为腥臭。

虞曰：火之化金，其臭乃腥。

故知心病伤暑得之也按：此也字，当在下句之末，别本并脱去。当恶臭，其病身热而烦，心痛，其脉浮大而散。

吕曰：心主暑，今伤暑，此正经自病，不中他邪。[①]

何以知饮食劳倦得之？然：当喜苦味也。虚为不欲食，实为欲食。何以言之？脾主味。

虞曰：稼穑作甘。《礼》云：甘受和，故主味也。

入肝为酸。

虞曰：脾主味，为邪乘肝病者，乃喜酸味也。

入心为苦。

虞曰：脾主味，为邪干心病者，乃喜苦味也。

入肺为辛。

虞曰：脾主味，为邪干肺病者，乃喜辛味也。

入肾为咸。

虞曰：脾主味，为邪干肾病者，乃喜咸味也。

自入为甘。

---

① 吕注误。暑虽通于心，但却是外邪，必非本有。

虞曰：土为稼穑，本经自病，乃喜甘味也。

故知脾邪入心，为喜苦味也。

吕曰：心主伤热，脾主劳倦，今心病以饮食劳倦得之，故知脾邪入心也。

其病身热，而体重嗜卧，四肢不收。

吕曰：身热者，心也。体重者，脾也。此二脏病证也。

其脉浮大而缓。

吕曰：浮大者，心脉。缓者，脾脉也。

何以知伤寒得之？然：当谵言妄语。何以言之？肺主声。

虞曰：五金击之有声，故五音出于肺也。

入肝为呼。

虞曰。木之畏金，故呼。启玄子云：呼亦当啸。

入心为言。

虞曰：此云言。《素问》云笑，谓金火相当，夫妇相见，故言笑。

入脾为歌。

虞曰：土母金子，母子相见，故有歌义。

入肾为呻。

虞曰：金母水子，子之见母，发娇呻声也。

自入为哭。

虞曰：肺主于秋。秋者，愁也。其音商，商，伤也。故自入为哭也。

故知肺邪入心，为谵言妄语也。

吕曰：心主暑，肺主寒，今心病以伤寒①得之，故知肺邪入心以为病也。

其病身热，洒洒恶寒，甚则喘咳。

吕曰：身热者心，恶寒者肺，此二脏病证也。

其脉浮大而涩。

吕曰：浮大者，心脉。涩者，肺脉也。

何以知中湿得之？然：当喜汗出，不可止。何以言之？肾主湿。

丁曰：肾主水，水化五液也。
虞曰：肾主水，水流湿，故五湿皆出于肾。

入肝为泣，

---

① 今心病以伤寒：原脱，据守山阁本补。

虞曰：悲哀动中则伤魂，魂伤则感而泪下，谓肺主悲，悲则金有余，木乃畏之，水者木之母，母忧子，故肝为泣也。

入心为汗，

虞曰：水火交泰，蒸之为汗。

入脾为液，

虞曰：土夫水妻，妻从夫则生涎也。

入肺为涕，

虞曰：北方生寒，寒生肾。今寒感皮毛，内合于肺，肺寒则涕，是知入肺为涕。

自入为唾。

虞曰：肾之脉上络于舌，故生唾也，离中六二爻是也。此则正经自病。

故知肾邪入心，为汗出不可止也。

吕曰：心主暑，肾主湿。今心病以伤湿得之，故知肾邪入心也。

其病身热，而小腹痛，足胫寒而逆。

吕曰：身热者心，小腹痛者肾，肾邪干心，此二脏病证也。

其脉沉濡而大。

吕曰：大者，心脉。沉濡者，肾脉也。

此五邪之法也。

【点评】本难主要讨论发病方式及病证分类，分为二种。吕注认为正经自病是脏内自发病，不从外来，而五邪所伤则是病从外来。虞氏批吕，认为正经自病并非不涉外邪，也有一定道理。本难将病证分为两种，则正经自病与五邪所伤是受邪发病的两种方式，具有相对性质。前者强调五脏病证自发性质，多非外邪因素，即使从外而来，亦因脏内先虚，邪气乘虚而入，且其邪并非天时之异者，因而不发生外感病，而是杂病之外邪(与天相对的地之邪气)；而后者主要是外邪侵袭，因外邪具有不同的“亲和力”而表现为与各脏相关的证候，故能辨其类而诊治。后世将此两类名之为内伤与外感。因此将虞、吕两注整合为宜。

又，虞注述心，“任治于物”是引《灵枢》“所以任物者谓之心”，讲心接受事物并作出反应，其中包括思维、情志等，乃统领精神活动；而“清筝栖灵”则是用典阐发心藏灵机神识，谓之心灵，出聪明智慧者。盖栖灵者，杨州大明寺有栖灵塔，内供佛骨，故灵巧智慧之藏舍谓之栖灵。

再，虞氏提出正经自病与五邪所伤皆有“饮食劳倦”，区别是正经虚后伤食，或直接伤于饮食。其实两者差别并不大，临证更是难以辨别。故民国张寿颐《难经汇注笺正》以为后世传抄有误或为窜改，当存疑待考。《难经本义》引谢氏云，正经自病主劳倦、五邪所伤主食饮，也算一说。

五十难曰：病有虚邪，有实邪，有贼邪，有微邪，有正邪，何以别之？然：从后来者为虚邪。

丁曰：假令心病得肝脉来乘，是为虚邪。肝是母，心是子，子能令母虚，故云从后来者为虚邪。

吕曰：心王之时，脉当洪大而长，反得弦小而急，是肝王毕，木传于心，夺心之王，是肝往乘心，故言从后来也。肝为心之母，母之乘子，是为虚邪也。

从前来者为实邪。

丁曰：脾脉来乘，是为实邪。心是母，脾是子，而母能令子实，故云从前来者为实邪也。

吕曰：谓心王得脾脉，心王毕，当传脾，今心王未毕，是脾来逆夺其王，故言从前来也。脾者心之子，子之乘母，是为实邪。

从所不胜来者为贼邪。

丁曰：火所不胜于水，心病，肾脉来乘，故为贼邪。

吕曰：心王得肾脉，水胜火，故是为贼邪也。

从所胜来者为微邪。

丁曰：火所胜于金，心病，肺脉来乘，故云微邪。

吕曰：心王反得肺脉，火胜金，故为微邪也。

自病者为正邪。

丁曰：无他邪相乘，则为正邪。

吕曰：心王之时，脉实强太过，反得虚微，为正邪也。

何以言之？假令心病，中风得之为虚邪，伤暑得之为正邪。

吕曰：心主暑，今心自病伤暑，故为正邪也。

饮食劳倦得之为实邪。

吕曰： 从前来者，脾乘心也。脾主劳倦，故为实邪。

伤寒得之为微邪。

吕曰： 从所胜来者，肺乘心也。肺主寒，又畏心，故为微邪。

中湿得之为贼邪。

吕曰： 不胜来者，肾乘心也。肾主湿，水克火，故为贼邪也。

丁曰： 夫在天之寒，在地为水，在人为肾，肾主水与寒。在天之风，在地为木，在人为肝，肝主风。在天之暄暑，在地为火，在人为心，心主暑。在天之燥，在地为金，在人为肺，肺主燥。在天之湿，在地为土，在人为脾，脾主湿，此是天地人三才相通也。[①] 今经以寒合肺，以湿合肾，以饮食劳倦合脾，此三者，义理稍差，未详其旨。[②]

【点评】本难论病邪性质及发病机理，与《内经》虚邪、实邪等说法不同，而吕、丁二注能从《难经》自身概念进行解释，难能可贵。其中丁氏还提出天地人三才相通之理以探其原理，或许是一种深层次的思考。

五十一难曰： 病有欲得温者，有欲得寒者，有欲得见人者，有不欲得见人者，而各不同，病在何脏腑也？然：病欲得寒而欲见人者，病在腑也；病欲得温而不欲得见人者，病在脏也。何以言之？腑者，阳也。阳病欲

① 丁注受邪发病五邪轻重缓急，以三才五行为法。
② 本经四十九难即有此说，丁氏之疑无力。

得寒，又欲见人；脏者，阴也，阴病欲得温，又欲闭户独处，恶闻人声。故以别知脏腑之病也。

丁曰：手三阴三阳应天，主暄暑燥，病即欲得寒也。然阳者，明也，是以欲得见人。阳为腑，故言病在腑也。足三阴三阳应地，主风寒湿，故病即欲得温。阴主脏，故不欲见人也。诸浮躁者，病在手。诸静不躁者，病在足。

【点评】此难所说从患者喜恶辨脏腑病证，并自注乃阴阳之理，已经十分明了，而丁注手足三阴三阳合寒暑，扯得太远而乱，有画蛇添足之嫌。

五十二难曰：腑脏发病，根本等不？然：不等也。其不等奈何？然：脏病者，止而不移其病，不离其处。

丁曰：脏病为阴，阴主静，故止而不移。
吕曰：脏者，阴，法[①]于地。故不移动也。

腑病者，仿佛贲向，上下行流，居处无常。

丁曰：腑病为阳，主动，故上下行流，居处无常。
吕曰：腑，阳也。阳者法天，天有回旋不休，故病流转，居无常处也。

故以此知脏腑根本不同也。

【点评】吕注以天地阴阳为说，解释脏腑病的动静特点，与《素问·五脏别论》同法。

① 法：原作“决”，据守山阁本改。

脏腑传病第八凡二首

五十三难曰：经言七传者死，间脏者生，何谓也？然：七传者，传其所胜也。间脏者，传其子也。何以言之？假令心病传肺，肺传肝，肝传脾，脾传肾，肾传心，一脏不再伤，故言七传者死也。间脏者，传其所生也。

丁曰：经云前七传者死，后言间脏者生。其言七传者，是五脏为阴，传其所胜。间脏者，是六腑为阳，故传其所生。亦五脏六腑并应五行，传其所生者生，传其所胜者死。其言传肺，肺死而不传，故一脏不再伤也。

吕曰：“七”当为“次”字之误也。此下有间字，即知上当为次。又，有五脏，心独再伤，为有六传耳。此盖次传其所胜脏，故其病死也。

虞曰：七传者死，七字，明也。吕氏以七为次，深为误矣。又，声音不相近也。今明之以示后学。谓五行相生而数之，数终于五，又却再数至二成七，向上之五，来传于七，七之被克，故云死也。今举一例以发明之：假令相生之数，数木、火、土、金、水、木[1]、火，第五水字，隔第六木字，来克第七火字，火被水克，故曰七传。下文云间脏者，是第五水字，下传与第六木字，见相生，故曰间脏者生也。吕氏言次者，次正成间脏也。

假令心病传脾，脾传肺，肺传肾，肾传肝，肝传心，

---

① 木：原作“水”，据下文改。

是母子相传，竟而复始，如环之无端，故言生也。

丁曰： 其言心传脾，脾得生气，再传于肺，是母子相传，故言生也。

吕曰： 间脏者，间其所胜脏而相传也。心胜肺，脾间之；肝胜脾，心间之；脾胜肾，肺间之；肺胜肝，肾间之；肾胜心，肝间之。此谓传其所生也。

【点评】关于间脏与七传，诸注分歧。吕氏改七为次，虞氏数传次第，均显证据无力；而吕氏一间字，认相生之为间脏，与《素问·平人气象论》所谓"不间脏曰难已"之间义同可取。丁氏以间脏与六腑阳证相比，是乱了层次。至于七传究竟何意，有待研究，但其传所胜之脏的本义已明了，此为紧要。

五十四难曰： 脏病难治，腑病易治，何谓也？然：脏病所以难治者，传其所胜也，腑病易治者，传其子也。与七传间脏同法也。

丁曰： 脏者，阴也。病难治者，谓言[1]传其胜也。胜者，谓肝胜脾，脾胜肾，肾胜心，心胜肺，肺胜肝，故难治也。腑者，阳也。言阳病传其子者，即是木病传火，火病传土，土病传金，金病传水，水木递相生，即腑病易治也。是故与七传间脏法同也。

杨曰： 与前章略同也。

【点评】脏病腑病，治疗难易不同，杨、丁二注联系五十三难传所胜、所生之法，并归属于阴阳之理，此医道总纲。

---

① 谓言：据守山阁本，"谓言"二字，当衍其一。

脏腑积聚第九凡二首

五十五难曰： 病有积，有聚，何以别之？然：积者，阴气也。聚者，阳气也。故阴沉而伏，阳浮而动，气之所积，名曰积，气之所聚，名曰聚。故积者，五脏所生，聚者，六腑所成也。积者，阴气也。其始发有常处，其痛不离其部，上下有所终始，左右有所穷处。聚者，阳气也。其始发无根本，上下无所留止，其痛无常处，谓之聚，故以是别知积聚也。

丁曰： 积者，阴气所积，是五脏传其所胜，当王时不受邪，故留结为积，所以止而不移也。聚者，六腑之为病，阳也。所传其子，以回转不定。又，阳主动，故无常处。

吕曰： 诸阴证病常在一处牢强，有头足，止不移者，脏气所作，死不治，故言脏病难治。所以证病上下左右无常处者，此所谓阳证，虽困可治，本不死也，故当经岁月，故经言腑病易治。

【点评】本难原文对于积聚之病机、证候特点已讲得十分明了，吕、丁二注复加解说亦属一般释义，而丁氏又提出积聚与脏腑传变的关系，或可进一步研究。

五十六难曰： 五脏之积，各有名乎？以何月何日得之？然：肝之积名曰肥气，在左胁下，如覆杯，有头足，久不愈，令人发咳逆，痎疟，连岁不已，以季夏戊己日得之。何以言之？肺病传于肝，肝当传脾，脾季夏适王，王者不受邪，肝复欲还肺，肺不肯受，故留结为积，故知肥气以季夏戊己日得之。

杨曰：积，蓄[①]也。言血脉不行，积蓄成病也。凡积者，五脏所生也。荣气常行，不失节度，谓之平人，平人者，不病也。一脏受病，则荥气壅塞，故病焉。然五脏受病者，则传其所胜，所胜适王，则不肯受传，既不肯受，则反传所胜，所胜复不为纳，于是则留结成积，渐以长大，病因成矣。肥气者，肥盛也，言肥气聚于左胁之下，如覆杯突出，如肉肥盛之状也。小儿多有此病[②]，按前章有积有聚，此章惟出五积之名状，不言诸聚，聚者，六腑之病，亦相传行，还如五脏，以胜相加，故不重言，从省约也。

心之积名曰伏梁，起脐上，大如臂，上至心下，久不愈，令人病烦心，以秋庚辛日得之。何以言之？肾病传心，心当传肺，肺以秋适王，王者不受邪，心复欲还肾，肾不肯受，故留结为积，故知伏梁以秋庚辛日得之。

杨曰：伏梁者，言积自脐上至心下，其大如臂，状似屋舍栋梁也。

脾之积名曰痞气，在胃脘，覆大如盘，久不愈，令人四肢不收，发黄疸[③]，饮食不为肌肤，以冬壬癸日得之。何以言之？肝病传脾，脾当传肾，肾以冬适王，王者不受邪，脾复欲还肝，肝不肯受，故留结为积，故知

---

① 蓄：原作“盖”，据守山阁本改。下一“蓄”字同。

② 杨注小儿特有，不知何据？

③ 疸：原作“疽”，据守山阁本改。

痞气以冬壬癸日得之。

杨曰：痞，否也，言痞结成积也。脾气虚，则胃中热而引食焉。脾病不能通气行津液，故虽食多而羸瘦也。

肺之积名曰息贲，在右胁下，覆大如杯，久不已，令人洒淅寒热，喘咳，发肺壅，以春甲乙日得之。何以言之？心病传肺，肺当传肝，肝以春适王，王者不受邪，肺复欲还心，心不肯受，故留结为积，故知息贲以春甲乙日得之。

杨曰：息，长也。贲，膈也。言肺在膈上，其气不行，渐长而逼于膈，故曰息贲[①]，一曰：贲，聚也，言其渐长而聚蓄。肺为上盖，脏中阳也。阳气盛，故令人发肺壅也。

肾之积名曰贲豚，发于少腹，上至心下，若豚状，或上或下无时，久不已，令人喘逆，骨痿，少气，以夏丙丁日得之。何以言之？脾病传肾，肾当传心，心以夏适王，王者不受邪，肾复欲还脾，脾不肯受，故留结为积，故知贲豚以夏丙丁日得之。此是五积之要法也。

丁曰：人之五脏本和，谓恣欲五情，所以有增损，故蕴积生其病也。[②] 故有积有聚，积病为阴，聚病为阳，王时即安，失时即病也。旧经文注皆明矣。

---

① 息贲：杨注息为长、贲为膈，未知其据，可参。

② 丁注情欲致五积，虽突出重点，但失于全面。

杨曰：此病状似豚而上[1]冲心。又有奔豚之气，非此积病也，名同而疾异焉。

【点评】本难取杨注，主要就积证形成、性质以及其主体证候，联系前数难有关脏腑病变、传变方式、积聚病机的讨论，进行注释，启导后学，有益于经典学术传播。

五泄伤寒第十 凡四首

五十七难曰：泄凡有几？皆有名不？然：泄凡有五，其名不同。有胃泄，有脾泄，有大肠泄，有小肠泄，有大瘕泄，名曰后重。胃泄者，饮食不化，色黄。

杨曰：泄，利也。胃属土，故其利色黄，而饮食不化焉。化，变也，消也，言所食之物，皆完出不消变也。

虞曰：此乃风入于肠，上重于胃，故使食不消化。《风论》曰：久风入中，则为肠风飧泄。飧泄，为食不消化也。[2]

脾泄者，腹胀满，泄注，食即呕，吐逆。

杨曰：注者，无节度也，言利下犹如注水，不可禁止焉。脾病不能化谷，故食即吐逆。

虞曰：中央生湿，湿生土，土生脾，脾恶湿，湿气之胜，故腹胀而泄注。土性主信，又主味，今土病于味，无信，故食则吐逆。《阴

① 上：原作“土”，据守山阁本改。
② 杨、虞二注明白。

阳应象论》曰：湿胜则濡泻。谓湿气内攻脾胃[1]，则水谷不分，故泄注。

大肠泄者，食已窘迫，大便色白，肠鸣切痛。

杨曰：窘迫，急也。食讫即欲利，迫急不可止也。白者，从肺色焉。肠鸣切痛者，冷也。切者，言痛如刀切。其肠之状也。

虞曰：大肠气虚，所以食毕而急思厕，虚则邪传于内，真邪相击，故切痛也。[2]

小肠泄者，溲而便脓血，少腹痛。

杨曰：小肠属心，心主血脉，故便脓血；小肠处在少腹，故小腹痛也。[3]

大瘕泄者，里急后重，数至圊而不能便，茎中痛，此五泄之法也。

杨曰：瘕，结也。少腹有结而又下利者是也。一名利。后重[4]，言大便处疼重也。数欲利，至所即不利。又，痛引阴茎中，此是肾泄也。[5] 按诸方家，利有二十余种，而此惟见五种者，盖举其宗维耳。

虞曰：肾开窍于二阴，气虚故数思圊，后重而不能便，茎中痛，肾气不足，伤于冲脉，故里急也。《灵枢》病总曰：凡五泄者，春伤于风，寒邪留连，乃为洞泄。按：此文见《素问·生气通天论篇》，无“凡五泄者”句，《灵枢》无病总篇，惟《论疾诊尺篇》云：春伤于风，夏生飧泄肠澼。亦与此文小异，然

---

① 虞注脾泄即濡泄。土性主信之类说法，宜轻看过，可以忽略。
② 杨注强调寒，虞注强调虚。后世注家大多认为此为洞泄。
③ 此即便脓血之痢证，杨氏涉心，当从火治血分。
④ 后重：原作“重后”，据医理乙正。
⑤ 杨注肾泄，又腹中结聚，以示病重。

则今之《灵枢》，非虞氏所见之旧矣。此之谓也。

丁曰： 里急者，肠中痛；后重者，腰以下[1]沉重也。余皆旧经有注。

【点评】杨注以时医泄分二十余种，此仅五种，是《难经》“举其宗维”，此说甚得。滕万卿认为简而要之能提纲挈领，大有益于临证，今录之供参考：“泄多属寒、痢多属热，且其泻与后重亦自有别。盖《灵》《素》所载，其证多端，若无系属。扁鹊约为五泄，且以脏腑名蒙泄字上，则有所归着。而至其审证施治，则有大裨于后人。后世方书，汗牛充栋，至其分泄痢之名，亦或倍蓰之，或什百之，乃使后人有多歧亡羊之惑。学人务本，则其道自成矣。”(《难经古义》)

五十八难曰： 伤寒有几？其脉有变不？然：伤寒有五，有中风，有伤寒，有湿温，有热病，有温病，其所苦各不同。中风之脉，阳浮而滑，阴濡而弱。

丁曰： 肌肉之上，阳脉所行，轻手按之，状若太过，谓之滑。肌肉之下，阴脉所行，重手按之不足，谓之弱。此者是按之不足，举之有余，故知中风也。

杨曰： 自霜降至春分，伤于风冷即病者，谓之伤寒。其冬时受得寒气，至春又中春风而病者，谓之温病。其至夏发者，多热病。病而多汗者，谓之湿温。其伤于八节之虚邪者，谓之中风。据此经言，温病则是疫疠之病，非为春病也。疫疠者，谓一年之中，或一州一县，若大若小俱病者是也。[2] 按之乃觉往来如有，举之如无者，谓之弱也。关以前浮滑，尺中濡弱者也。

---

① 下：原作“上”，据医理改。

② 杨注引出疫疠，即传染病，非本难所言。

湿温之脉，阳濡而弱，阴小而急。

丁曰：阳濡而弱者，肌肉之上，阳脉所行，濡弱者，是湿气所胜火也。肌肉之下，阴脉所行，小急者，是土湿之不胜木，故见小急。所以言阳濡而弱，阴小而急也。

杨曰：小，细也。急，疾也。

虞曰：湿温之病，谓病人头多汗出。何以言之？寸口谓阳脉见濡弱，此水之乘火也。本经曰：肾主液，入心成汗，此之谓也。

伤寒之脉，阴阳俱盛而紧涩。

丁曰：阴阳俱盛者，极也。谓寸尺脉俱盛极而紧涩。此者中雾露之寒也。水得风寒而凝结，故知肾得寒而有此脉见也。

虞曰：如切绳状曰紧，如刀剖竹曰涩。

热病之脉，阴阳俱浮，浮之而滑，沉之散涩。

丁曰：阴阳俱浮者，谓尺寸俱浮也，浮之而滑者，轻手按之而滑，是热伤心[①]脉也。沉之而散涩者，沉手按之而散涩，是津液虚少也。杨曰：轻手按者名浮，重手按者名沉也。

温病之脉，行在诸经，不知何经之动也，各随其经所在而取之。

丁曰：肺者，金，主气，散行诸经。不知何经虚而传受此邪，故随其所在取其病邪也。

杨曰：兼鬼疠之气，散行诸经，故不可[②]预知。临病人而诊之，

---

① 热伤心：原作“心上热”，据守山阁本改。

② 可：此后原衍“不”字，据守山阁本删。

知其何经之动，即为治也。[1]

伤[2]寒有汗出而愈，下之而死者，有汗出而死，下之而愈者，何也？然：阳虚阴盛，汗出而愈，下之即死；阳盛阴虚，汗出而死，下之而愈。

丁曰：其阴阳盛虚者，谓非言脉之浮沉也，谓寒暑病异，燥湿不同。人之五脏六腑，有十二经，皆受于病。其手太阳、少阴属火，主暄；手阳明、太阴属金，主燥；手少阳、厥阴属相火，主暑；此是燥、暑、暄六经，以通天气，病即不体重恶风而有躁。《素问》曰：诸浮躁者，病在手是也。若以承气下之即愈，服桂枝取汗，汗出即死。其足太阳、少阴属水，主寒；足阳明、太阴属土，主湿；足厥阴、少阳属木，主风。此是风、寒、湿六经，以通地气，病即体重恶寒。故《素问》曰：诸浮不躁者，病在[3]足是也。若以桂枝取汗，汗出即愈，服承气下之即死，此是五脏六腑配合阴阳大法也。所以经云：阳虚阴盛，汗出而愈，下之而死；其阳盛阴虚，汗出而死，下之而愈。此义非反颠倒也。

杨曰：此说反倒，于义不通，不可依用也。若反此行之，乃为顺尔。[4]

虞曰：诸经义皆不错，此经例义，必应传写误[5]也。凡伤寒之病，脉浮大而数，可汗之则愈，病在表也；脉沉细而数，可下之则愈，病在里也。推此行之，万无一失。

寒热之病，候之如何也？然：皮寒热者，皮不可近

① 杨注温病之脉与鬼疠相关，牵强。
② 伤：原作“肠”，据守山阁本改。
③ 在：原作“左”，据守山阁本改。
④ 不为强解，杨氏诚实。
⑤ 虞氏谓传写之误，以呼应杨氏。

席，毛发焦，鼻槁，不得汗。

丁曰：肺候身之皮毛，大肠为表里。脏病即寒，腑病即热，故言皮寒热也。皮不可近席者，谓手三阴三阳法天，天动，故病即不欲卧近席也。毛发焦，鼻槁，不得汗者，谓下有心火，燥热之为病，不得汗之，汗之即死，下之即愈，谓肺主燥故也。

肌寒热者，皮肤痛，唇舌槁，无汗。

丁曰：脾候身之肌肉，胃为表里，脏病即体寒，腑病即体热，故言肌寒热也。皮肤痛，唇舌槁，脾者应土，土主湿，故皮肤津液出，体重，其津液外泄，即唇舌槁，病名湿燥，无以汗之，汗之即肠胃泻不通，下之即泄注，此者是湿气之为病，当温中调气也。

骨寒热者，病无所安，汗注不休，齿本槁痛。

丁曰：肾主骨，与膀胱为表里，病在阳，即身热，体重，恶寒；在阴即寒，病无所安。肾主水，汗注不休，齿本槁痛，汗即愈，下即死。阴盛阳虚，故死。

杨曰：五脏六腑，皆有寒热，此经惟出三状，余皆阙也。

【**点评**】诸注皆集中解释各种外感病的脉象，唯杨氏对“伤寒有五”专予注释，并别有新义。在《内经》，外感发热一类病证统称为伤寒，如《素问·热论》；《难经》经文之义，是在承认伤寒为外感病统称前提下，分而为五，包括温病、热病、湿温等，而杨注则变其义，虽然也承认冬日受过寒，但重点强调春受春风（温邪）才是温病，并据“行在诸经，不知何经之动”提出温病是疫疠传染之病。这就借经文之故，发扬了温病学说新义，逐渐将温病与伤寒分开，或可说是吴又可温疫异气（疠气）说的滥觞。至于本难论伤寒汗下之法，杨注谓本难经文有误，丁注从手经伤温邪、足经伤寒邪不同而区别汗下之法，与众注家解释异义，存疑待考。

关于本难寒热之病三条，除杨氏疑阙文外，唯丁氏有注语，谓皮寒热归于肺燥，宜下忌汗；肌寒热归于脾湿、宜温中调气；骨寒热归于肾水，宜汗忌下。如此解释，有悖常理。本难列皮、肌、骨三种寒热证，当是从症状区分寒热的深浅：皮寒热者浅，在肺之分；肌寒热者在中，属脾之分；骨寒热者深，在肾之分。如此才符合《内》《难》学术规范。

五十九难曰：狂癫之病，何以别之？然：狂之始发，少卧而不饥，自高贤也，自辨智也，自贵倨也，妄笑，好歌乐，妄行不休是也。

丁曰：狂病者，病在手三阳，而反汗，故阳盛即发狂也。病在足三阴，而反下，故阴盛即发癫也。①

杨曰：狂病之候，观其人初发之时，不欲眠卧，又不肯饮食，自言贤智尊贵，歌笑行走不休，皆阳气盛所为，故经言重阳者狂，此之谓也。今人以为癫疾，谬矣。

癫疾始发，意不乐，直视僵仆，其脉三部阴阳俱盛是也。

丁曰：《经》言重阳者狂，重阴者癫。今三部阴阳俱盛者，寸为阳，尺为阴，寸尺俱盛极而沉也。

杨曰：癫，颠也。发则僵仆焉，故有颠蹶之言也。阴气太盛，故不得行立而侧仆也。今人以为痫病，误矣。

---

① 丁注癫狂足三阴手三阳及汗下之说，不知何据，可存其论。

【点评】《内》《难》之谓癫病，包括后世痫病在内，如本难所举"僵仆"即多见于痫证，而"意不乐"，亦见于痫发作前的意识呆滞表现。故杨注排除痫病之说不可取。

六十难曰：头心之病，有厥痛，有真痛，何谓也？然：手三阳之脉，受风寒，伏留而不去者，则名厥头痛；入连在脑者，名真头痛。

丁曰：手三阳者，阳中之阳。今受风寒，伏留不去，即是三阳逆于上，故名曰厥头痛；入连在脑者，名曰真头痛。脑者，髓海，风寒入即死矣。

杨曰：去者，行也。厥者，逆也。言手三阳之脉，伏留而不行，则壅逆而冲于头，故名厥头痛也。足三阳留壅，亦作头痛。[①] 今经不言之，从省文[②]故也。

虞曰：风冷之气，入于三阳之经，故头厥痛也，其痛立已。真头痛者，谓风冷之气，入于泥丸宫[③]，则为髓海，邪入则曰真头痛也。头脑中痛甚，而手足冷至肘膝者，名真头痛。其寒气入深故也。风寒之气，循风腑入于脑，故云入连脑也。

其五脏气相干，名厥心痛。

杨曰：诸经络皆属于心。若一经有病，其脉逆行，逆则乘心，乘心则心痛，故曰厥心痛，是五脏气冲逆致痛，非心家自痛也。

其痛甚，但在心，手足青者，即名真心痛。其真心

---

① 杨氏在经文之外提出足三阳气逆，亦是，可取。
② 文：原作"久"，据守山阁本改。
③ 真头痛乃邪伤脑本，虞注有学术价值。

痛者，旦发夕死，夕发旦死。

丁曰：真心不病，外经受五邪相干，名曰厥心痛。其痛甚则手足青而冷，神门穴绝者死[①]，病名真心痛也。

杨曰：心者，五脏六腑之主[②]，法不受病，病即神去气竭，故手足为之青冷也。心痛，手足冷者，为真心痛；手足温者，为厥心痛也。头痛亦然。[③] 从今日平旦至明日平旦为一日，今云旦发夕死，夕发旦死，是正得半日而死也。

【**点评**】虞氏以风冷入于泥丸宫伤髓海解释真头痛病机，是引道经之说阐明医家病理，在中医学术史上有此一派，如隋末唐初杨上善“头为心神所居”、明李时珍“脑为元神之府”等。此外，杨注区别真痛、厥痛以手足温暖与手足厥冷为证，在临床上有实际意义。

神圣工巧第十一凡一首

六十一难曰：经言望而知之谓之神，闻而知之谓之圣，问而知之谓之工，切脉而知之谓之巧。何谓也？然：望而知之者，望见其五色，以知其病。

杨曰：望色者，假令肝部见青色者，肝自病；见赤色者，心乘肝，肝亦病。故见五色，知五病也。

---

① 神门是心经原穴，丁注真心痛其原穴脉绝，或有此说。

② 主：原作“王”，据守山阁本改。

③ 以手足冷温为头、心真痛、厥痛要点，杨注可参。

闻而知之者，闻其五音，以别其病。

杨曰：五音者，谓宫、商、角、徵、羽也，以配五脏。假令病人好哭者，肺病也；[①] 好歌者，脾病也。故云闻其音，知其病也。

问而知之者，问[②]其所欲五味，以知其病所起所在也。

杨曰：问病人云好辛味者，则知肺病也。好食冷者，则知内热。故云知所起所在。

切脉而知之者，诊其寸口，视其虚实，以知其病，病在何脏腑也。

丁曰：视当作持字[③]，为以手循持其寸口也。

杨曰：切，按也。谓按寸口之脉，若弦多者，肝病也；洪多者，心病也。浮数则病在腑，沉细则病在脏，故云在何脏腑[④]也。

经言以外知之曰圣，以内知之曰神，此之谓也。

丁曰：夫脉合五色，色合五味，味合五音，故有此望闻问切之法。经内前篇具说，习之者能知此，乃是神圣工巧之良医也。

杨曰：视色、听声、切脉，皆在外而知内之病也。

【**点评**】丁杨二氏均有综合诊察之意，惜未概括出四诊合参之原则。

---

① 杨氏前言五音之理，后举五声为例，引喻失误。

② 问：原作“闻”，据守山阁本改。

③ 丁氏理解有误。此视当为忖度，非目视也。

④ 腑：原脱，据守山阁本补。

脏腑井俞第十二凡七首

六十二难曰：脏井荥有五，腑独有六者，何谓也？然：腑者，阳也。三焦行于诸阳，故置一俞名曰原。腑有六者，亦与三焦共一气也。

丁曰：三焦者，臣使之官，位应相火，宣行君火命令，使行于诸阳经中。故置一俞名曰原，所以腑有六，亦是三焦之一气，故三焦共一气也。①

杨曰：五脏之脉皆以所出为井，所流为荥，所注为俞，所行为经，所入为合，是谓五俞，以应金木水火土也。六腑亦并以所出为井，所流为荥，所注为俞，所过为原，所行为经，所入为合，其俞亦应五行。惟原独不应五行。原者，元也。元气者，三焦之气也，其气尊大，故不应五行。所以六腑有六俞，亦以应六合于乾道也。然五脏亦有原，则以第三穴为原，所以不别立穴者，五脏法地，地卑，故三焦之气经过而已，所以无别穴。六腑既是阳，三焦亦是阳，故云共一气也。

虞曰：天以六气司下，地以五行奉上。六气者，风、寒、暑、燥、湿、火也。五行者，金、木、水、火、土也。十一之气相因而成，人应之，乃六腑法六气，五脏法五行。亦十一之气相因而成也。天得六，谓天属阳，以阴数配之；地得五，谓地属阴，以阳数配之，而成阴阳也。人腑脏亦然。六腑配六气者，谓胆木配风，膀胱水配寒，小肠火配暑，大肠金配燥，胃土配湿，三焦少阳配火，三焦为原气，在六腑阳脉中，自立一为原也。五脏配五行者，肝木，心火，脾

① 丁氏称三焦为臣使，不合典论。

土，肺金，肾水，五脏法阴，无原一穴者，谓五行阴脉穴中，原气暗主之，故原[①]俞同一穴也。故曰：三焦共一气。其理明矣。详此经义前后问答，文理有阙。

【点评】杨、虞二注以原气尊大、不拘于五行，且“六腑法六气(天)，五脏法五行(地)”，六腑为阳法天，故在五行之外另立一原穴。如此解释，合乎经典精神，在医疗实践中也能得以应用。而丁氏以三焦相火宣行君火为贵，故得专立为原，是宋元中医学术界的热门论题，乃一家之言。

六十三难曰：《十变》言五脏六腑荥合皆以井为始者，何也？然：井者，东方春也，

虞曰：经言井者，东方春也。春者，施化育无求其报。春者，仁也。在五常，仁乃法水，水之有仁者，井水也。井水济人亦无求报，故经云：井者，东方春也。易曰：井养而不穷，可象春仁也。

万物之始生，

虞曰：万物始生，由春气之化育也。诸蚑行喘息，蜎飞蠕动，当生之物，莫不以春而生。

虞曰：井有仁焉。故圣人涉春育物以象于井也。夫葭灰方飞，蛰虫始振，所以蚑虫行，喘虫[②]息，蜎虫飞，蠕虫动，皆因春气而生故也。蜎乃井中虫。

故岁数始于春，

① 原：此后原衍“井”字，据守山阁本删。

② 虫：原无，据守山阁本改。

虞曰：春，木也。下文甲亦木，井有仁，仁亦木也。今以井为始者，谓仁道至大，在岁春为首，在日甲为首，在经脉，井为首故也。[1]

日数始于甲，故以井为始也。

杨曰：凡脏腑皆以井为始，井者，谓谷井尔，非谓掘作之井。山谷之中，泉水初出之处，名之曰井。井者，主出之义也。泉水既生，留停于近，荥迂未成大流，故名之曰荥。荥者，小水之状也。留停既深，便有注射输文之处，故名之曰俞。俞者，委积逐流行经，历而成渠径。经者，径也，亦经营之义也。经行既达，合会于海，故名之曰合。合者，会也，此是水行流转之义，人之经脉亦法于此，故取名焉。所以井为始春者，以其所生之义也。岁数始于春者，正月为岁首故也。日数始于甲者，谓东方甲乙也。正月与甲乙，皆属于春也。

丁曰：十二经气穴三百六十五穴，皆以井为始，各有其终矣。

【点评】杨、虞二注以自然事物发展之理，解释五输穴形成与命名，是古代格物法则，对于习医学者深入理解传统经典医道很有帮助。

---

① 虞注井仁之说，逻辑隔阂太远，非所宜也。

王翰林集注黄帝八十一难经卷之四

卷之五

六十四难曰：《十变》又言阴井木，阳井金，阴荥火，阳荥水；阴俞土，阳俞木；阴经金，阳经火；阴合水，阳合土，阴阳皆不同，其意何也？然：是刚柔之事也。阴井乙木，阳井庚金。阳井庚，庚者，乙之刚也。阴井乙，乙者，庚之柔也。乙为木，故言阴井木也。庚为金，故言阳井金也。余皆仿此。

丁曰：经言刚柔者，谓阴井木，阳井金，庚金为刚，乙木为柔；阴荥火，阳荥水，壬水为刚，丁火为柔；阴俞土，阳俞木，甲木为刚，己土为柔；阴经金，阳经火，丙火为刚，辛金为柔；阴合水，阳合土，戊土为刚，癸水为柔。

杨曰：五脏皆为阴，阴井为木[①]，荥为火，俞为土，经为金，合为水。六腑为阳，阳井为金，荥为水，俞为木，经为火，合为土。以阴井木配阳井金，是阴阳夫妇之义。故云乙为庚之柔，庚为乙之刚。余并如此也。

虞曰：所克者为妻，谓孤阳不生，孤阴不长。故井荥亦名夫妇，刚柔相因而成也。

【**点评**】三注均能发挥刚柔制化之义，虞氏指出"孤阳不生，

---

① 木：原作"水"，据医理改。

孤阴不长”之理，认识更深刻。

六十五难曰：经言所出为井，所入为合，其法奈何？

杨曰：奈何，犹如何也。

然：所出为井。井者，东方春也，万物之始生，故言所出为井也。所入为合，合者，北方冬也，阳气入脏，故言所入为合也。

丁曰：人之阳气，随四时而出入。故春气在井，夏在荥，秋在经，冬在合，其所取气穴，皆随四时而刺之也。

杨曰：春夏主生养，故阳气在外。秋冬主收藏，故阳气在内。人亦法之。

【点评】二注均阐明经脉五输穴之法理基础，即《内经》所谓“四时之法”也。

六十六难曰：经言肺之原出于太渊。

丁曰：在右手掌后鱼际下，是脉之大会。故云肺之原出于太渊。

杨曰：穴在掌后是也。

虞曰：《针经》言，五脏有俞无原。原与俞共一穴所出。《难经》又言，五脏有原所出，乃亦《针经》中俞穴也，两义皆通也。

心之原出于大陵。

丁曰：在掌后两筋间陷中。此是心包络之原也。

虞曰：在掌后两骨间。

肝之原出于太冲。

虞曰：在足大指本节后二寸是。又曰：足大指本节后二寸或一寸半是也。

脾之原出于太白。

丁曰：在足内侧核骨下。

肾之原出于太溪。

丁曰：在足内踝后跟骨间是也。

少阴之原出于兑骨。

丁曰：神门穴是也。此是真心之脉也。

杨曰：此皆五脏俞也，所以五脏皆以俞为原。少阴，真心脉也。亦有原在掌后兑骨端陷者中，一名神门，一名中都。前云心之原出于大陵者，是心包络脉也。凡云心病者，皆在心包络脉矣。真心不病，故无俞。今有原者，外经之病，不治内脏也。

胆之原出于丘墟。

丁曰：在足外踝下微前是也。

杨曰：足内踝后微前也。

胃之原出于冲阳。

丁曰：在足跗上五寸骨间动脉是也。

三焦之原出于阳池。

丁曰：在手小指次指本节后陷中是也。
杨曰：手表腕上也。

膀胱之原出于京骨。

丁杨曰：在足外侧大骨下赤白肉际。

大肠之原出于合谷。

丁曰：在大指次指间虎口内。
杨曰：手大指歧骨间。

小肠之原出于腕骨。

丁曰：在小指腕骨内。
杨曰：在手腕陷中，指腕者，误也。
虞曰：以上十二经，皆配之五行。其五行行胜之年，于王前先泻其原；不足之年，先补其原，即此原也。

十二经皆以俞为原者，何也？然：五脏俞者，三焦之所行，气之所留止也。三焦所行之俞为原者，何也？然脐下肾间动气者，人之生命也，十二经之根本也，故名曰原。三焦者，原气之别使也，主通行三气，经历于五脏六腑。原者，三焦之尊号也。故所止辄为原，五脏六腑之有病者，取其原也。

杨曰：脐下肾间动气者，丹田也。丹田者，人之根本也，精神之所藏，五气之根元，太子之腑也。男子以藏精，女子主月水，以生养子息，合和阴阳之门户也。在脐下三寸，方圆四寸，附着脊脉两肾之根。其中央黄，左青，右白，上赤，下黑。三寸法三才，四寸法四时，五色法五行。两肾之间名曰大海，一名溺水。中有神龟，呼吸元气，流行则为风雨，通气四肢，无所不至也。肾者，分为日月之精，虚无之气，人之根本也。脐者，人之命也。分为一名太中极，一名太渊，一名昆仑，一名持枢，一名五城。五城有真人，即五帝也。五城之外有八使者，即八卦神也。八使者，并太一为九卿。八卦之外，有十二楼，楼有十二子也，并三焦神为二十七大夫。又并四肢神为八十一元士[①]。脐中央名太一君之侯王，王天大将军，特进侯，主人身中万二千神也。郊在头上脑户中，庙在项后顶上，社在脾左端，稷在大肠穷，风伯在八门，八门在脐旁，雨师在小肠穷，四渎云气在昆仑，弱水在胞中。所以备言此者，欲明肾为人生之本焉。故知丹田者，性命之本也。道士思神，比丘坐禅，皆行心气于脐下者，良为此也。故云：原者，三焦之尊号也。三焦合气于肾故也。

虞曰：在天则三元五运相因而成，在人则三焦五脏相因而成也。《素问》曰：其气三，其生五，此之谓也。启玄子曰：人之所存，秉五行之运用，征其本始，从三气以生成，此则天地之原气也。故五脏六腑有病皆取其原也。

丁曰：三焦者，是十二经根本，是生气之原也。为臣使之官，宣行荥卫，所以在阳经辄有其原也。[②]

【点评】杨注以丹田为肾间动气—命门元气之所出，人身生命本源，元气之根，而欲沟通医与道之理，拉近医道生命知识体系，李时珍《奇经八脉考》中有关道经的奇经八脉的阐论，当是受到这种影响。然而杨氏又指出，丹田在脐下三寸，这与《难经》肾间命门的位置有明显差异，且道经丹田有上中下之分，与医家命门概念又有不同，这些都是需要中医学者们进一步研究

---

① 士：原作“土”，据守山阁本改。

② 丁注三焦是十二经之根本、生气之原，与本难及八难相左，本末倒置。

的。至于杨氏所说脐下三寸，方圆四寸，附着脊脉，中黄、左青，以及王天大将军等语，均是引用道经之论，意图说明“原者，三焦之尊号也。三焦合气于肾(命门)故也”，有助于理解《难经》命元三焦与肾的关系。

又，虞氏言在天为三气五运，在人则三焦五脏，是皆天地元气所化，大有太极一统论义蕴，而与宋儒太极之说相合，更有学术价值。

此外，本难十二原穴虽已分出心经与手心主，但无心包络之名，表明《难经》经络学说发展仍处在较低阶段，而诸注则直接指出心包络及其原穴之名，说明原穴之说在唐宋已趋完善。

井荥俞经合图此图明其经络始终五脏六腑之①原。

手厥阴心包络之经，起于中冲穴，在手中指之端，去爪甲角如韭叶是也。终于天池②穴，在腋下乳后一寸，着胁肋间是也。

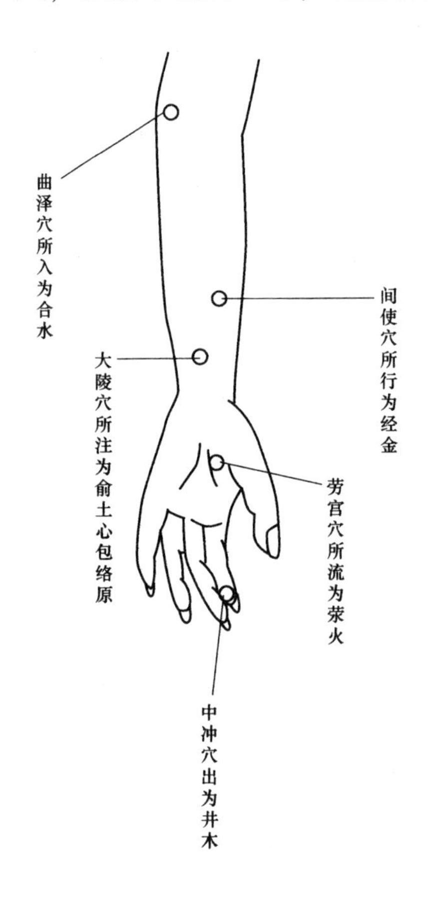

① 之：原脱，据守山阁本补。
② 池：原作“地”，据守山阁本改。

手太阴肺之经，起于少商穴，在手大指内侧，去爪甲角如韭叶是也。终于中府穴，在云门下一寸，乳上三肋间是也。

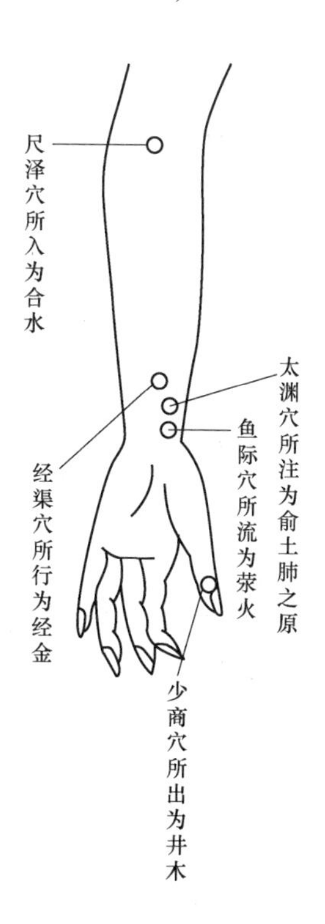

手阳明大肠之经，起于商阳穴，在手大指次指之侧，去爪甲角如韭叶是也。终于迎香穴，在鼻孔旁禾髎上是也。

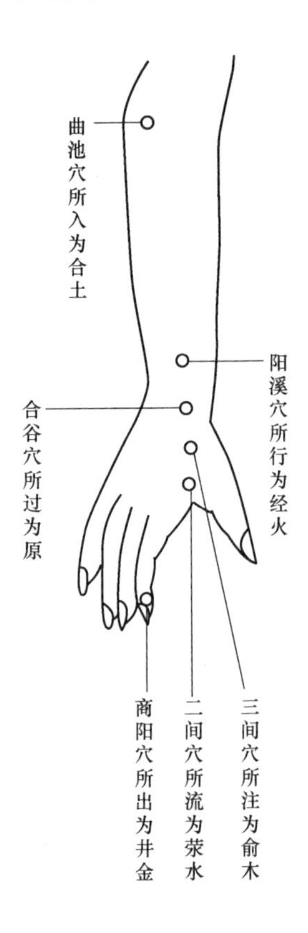

手太阳小肠之经，起于少泽穴，在手小指之端，去爪甲下一分是也。终于听宫穴，在耳内珠子上是也。

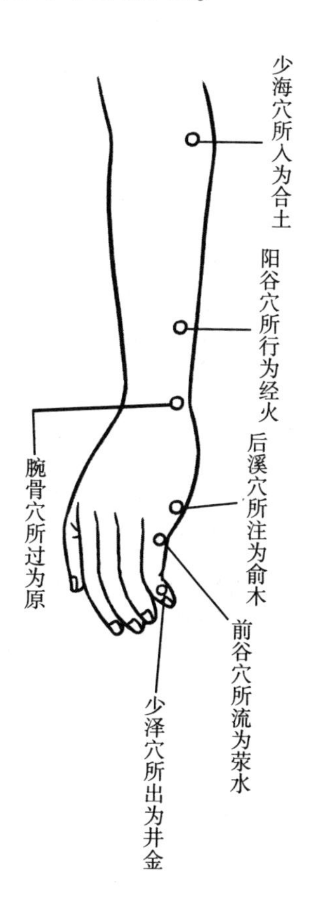

手少①阳三焦之经，起于关冲穴，在手小指次指之侧，去爪甲角如韭叶是也。终于耳门穴，在耳前起肉缺者是也。②

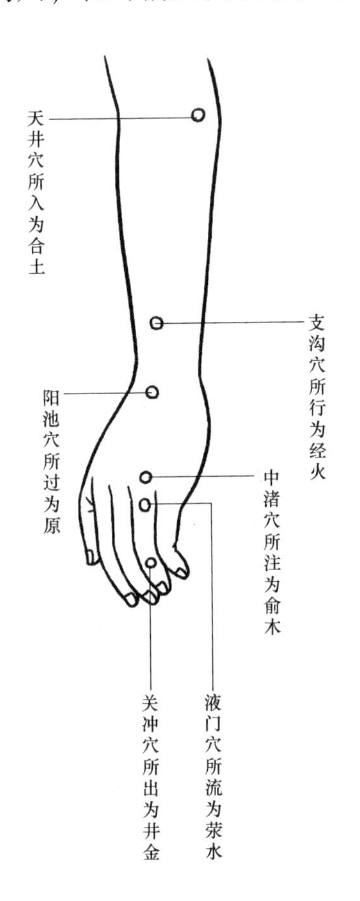

---

① 少：原作“小”，据守山阁本改。
② 下图原书如此，有误。据经脉循行，应是手背图。

手少阴真心之经，起于少冲穴，在手小指内侧，去爪甲角如韭叶是也。终于极泉穴，在腋下筋间动脉是也。

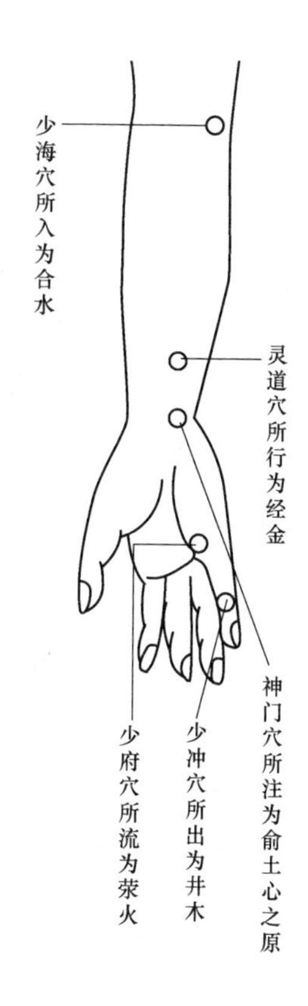

《灵枢》经曰：少阴独无俞者，不病乎？言外经病而脏不病也，是治外不治内也。故少阴真心应君火之位，故不治内而治外也。

足厥阴肝之经，起于大敦穴，在足大指之端，去爪甲角如韭叶是也。终于期门穴，在不容旁一寸五分二肋端是也。

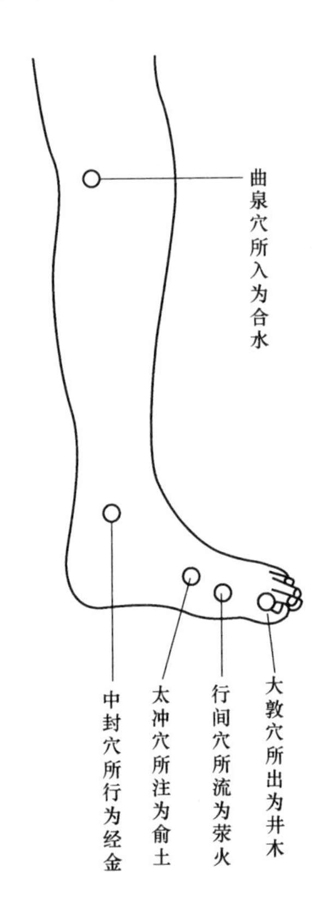

足阳明胃之经，起于厉兑穴，在足大指次指之端，去爪甲角如韭叶是也。终于头维穴，在面五行额角发际本神旁一寸五分是也。

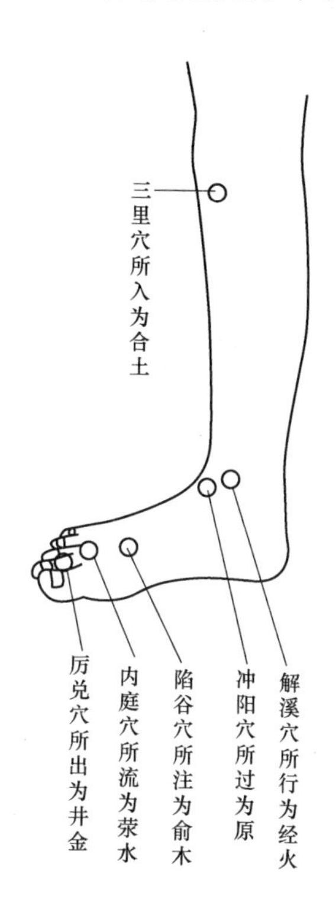

足太阳膀胱之经，起于睛明穴，在目内眦泪孔边是也。终于至阴穴，在足小指外侧去爪甲角如韭叶是也。

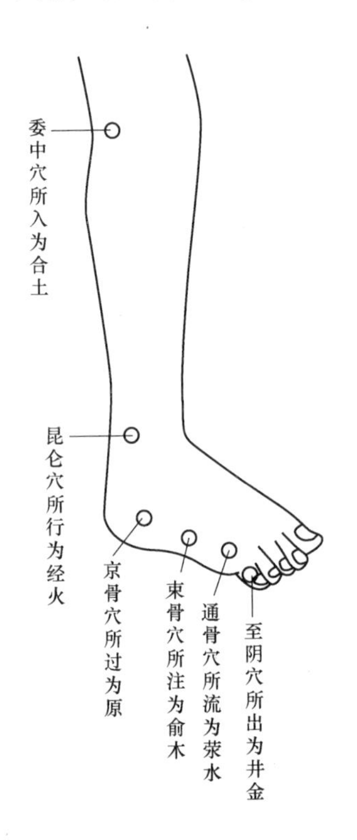

足少阴肾之经，起于涌泉穴，在足心陷中，屈足卷指宛宛中是也。终于俞府穴，在璇玑旁二寸巨骨下是也。

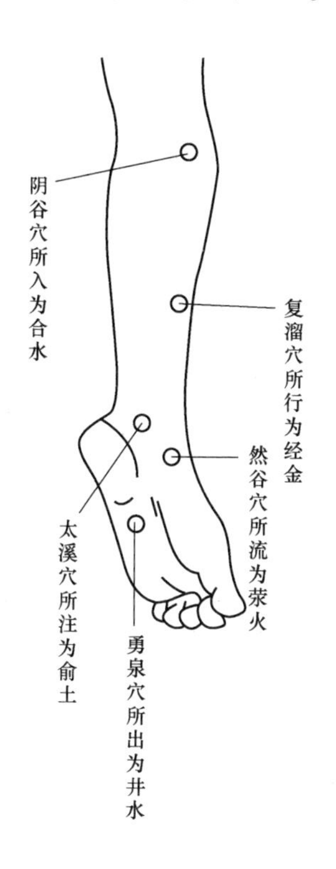

足少阳胆之经，起于窍阴穴，在足小指次指之端，去爪甲角如韭叶是也。终于瞳子髎穴，在目外眦五分是也。

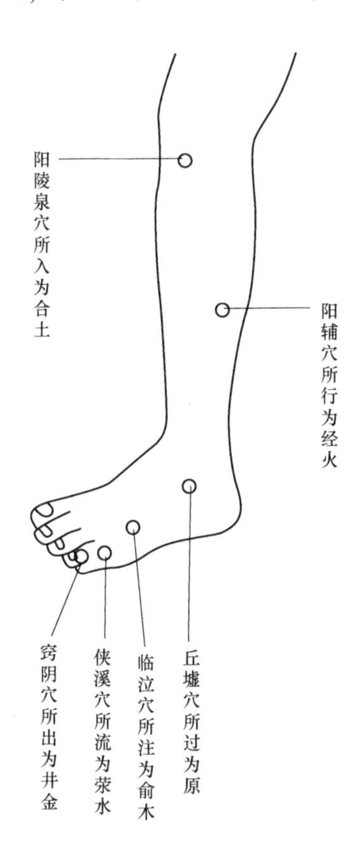

足太阴脾之经，起于隐白穴，在足大指内侧之间，去爪甲角如韭叶是也。终于大包穴，在渊腋下三寸九肋间是也。

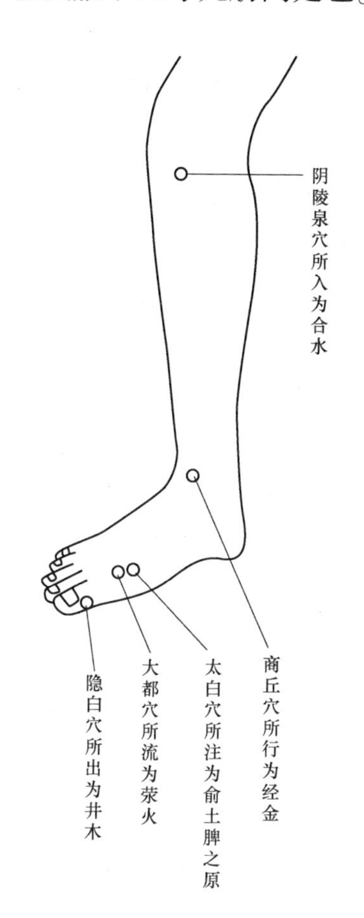

六十七难曰：五脏募皆在①阴而俞在阳者，何谓也？然：阴病行阳，阳病行阴，故令募在阴，俞在阳。

丁曰：人背为阳，腹为阴，是言五脏俞皆在阳者，背俞也。故肺俞二穴，在第三椎下，两旁相去同身寸之一寸五分是也。心俞二穴，在第五椎下，两旁相去同身寸之一寸五分是也。肝俞二穴，在第九椎

① 在：原作“左”，据下文改。

下，两旁相去同身寸之一寸五分是也。脾俞二穴，在第十一椎下，两旁相去同身寸之一寸五分是也。肾俞二穴，在第十四椎下，两旁相去同身寸之一寸五分是也。肺之募，中府二穴，在云门下一寸，乳上三肋间是也。心之募，巨阙一穴，在鸠尾下一寸是也。脾之募，章门二穴，在季胁下，直脐是也。肝之募，期门二穴，在不容两旁一寸五分是也。肾之募，京门二穴，在腰中，季胁本是也。

杨曰：腹为阴，五脏之募皆在腹，故云募皆在阴。背为阳，五脏之俞皆在背，故云俞[1]皆在阳。内脏有病，则出行于阳，阳俞在背也。外体有病，则入行于阴，阴募在腹也。故针法云：从阳引阴，从阴引阳，此之谓也。

【**点评**】杨注所引“从阳引阴，从阴引阳”，乃《素问·阴阳应象大论》经文，为俞募穴应用原理。

六十八难曰：五脏六腑，各有井、荥、俞、经、合，皆何所主？然：经言所出为井，所流为荥，所注为俞，所行为经，所入为合。井主心下满。

吕曰：井者木，木者肝，肝主满也。

虞曰：井法木以应肝脾[2]，位在心下。今邪在肝，肝乘脾，故心下满。今治之于井，不令木乘土也。

荥主身热。

吕曰：荥者火，火者心，心主身热也。

虞曰：荥为火以法心，肺属金，外主皮毛。今心火灼于肺金，故

---

① 俞：原作“愈”，据守山阁本改。下同。

② 脾：疑衍。

身热，谓邪在心也。故治之于荥，不令火乘金，则身热必愈也。

俞主体重节痛。

吕曰：俞者土，土者脾，脾主体重也。

虞曰：俞者，法土应脾。今邪在土，土必刑水，水者肾，肾主骨，故病则节痛。邪在土，土自病则体重，宜治于俞穴。

经主喘、咳、寒热。

吕曰：经者金，金主肺，肺主寒热也。

虞曰：经法金应肺。今邪在经，则肺为病，得寒则咳，得热则喘，今邪在金，金必刑木，木者肝，肝在志为怒，怒则气逆乘肺，故喘。何以然？谓肝之支别，从肝别贯膈，上注肺。《脉要精微论》曰：血在胁下，令人喘逆，此之谓也。治之于经，则金不刑于木矣。

合主逆气而泄。

吕曰：合者水，水主肾，肾主泄也。

虞曰：合法水应肾，肾气不足，伤于冲脉，则气逆而里急。肾主开窍于二阴，肾气不禁，故泄注。邪在水，水必乘火。火者，心，法不受病，肝木为心火之母，为肾水之子，一忧母受邪，二忧子被刑。肝在志为怒，忧则怒，怒则气逆故也。此五行更相乘克，故病有异同。今治之于合，不令水乘火，则肝木不忧，故气逆止。邪不在肾，则无注泄。以上井、荥、俞、经、合，法五行，应五脏，邪凑其中，故主病如是。善诊者，审而行之，则知自病，或相乘，虚则补之，实则泻之。

此五脏六腑，其井、荥、俞、经、合所主病也。

丁曰：此是五脏井、荥、俞、经、合也。经言井主心下满者，为肝病，即逆满，当取其诸井，以主其心下满也。荥主身热者，荥者，火也，故身热，当取其诸荥，以主其热也。俞主体重节痛，俞者，上也，故令体重节痛，当取其诸俞以主其体重节痛也。经主喘咳寒热，经者，金也，故喘咳而发寒热，当取其诸经，以主其喘咳寒热也。合主逆气而泄，合为水，水主泄，当取其诸合，以主逆气而泄也。

虞曰：以上井、荥、俞[①]、经、合之生病，各依其[②]时而调治之，谓四时之邪，各凑荥、俞中留止也。

【点评】吕氏从五俞—五行—五脏论其主治，合于六十四难“阴井木”、六十五难“井者东方春也”义理；丁氏从之，而虞氏转以五行生克之理解释，亦说得通。总之，以五行之理解释五输穴的主治规律，是中医经典理论确立的诊治法则，临证还当结合病情具体分析，灵活处置，不宜拘泥。

用针补泻第十三凡十三首

六十九难曰：经言虚者补之，实者泻之。不实不虚，以经取之。何谓也？然：虚者补其母，实者泻其子。当先补之，然后泻之。不实不虚，以经取之者，是正经自生病，不中他邪也，当自取其经，故言以经取之。

丁曰：此经先立井、荥、俞、经、合配象五行，即以十二经中各有子母，递相生养，然后言用针补泻之法也。假令足厥阴肝之络中

① 俞：原作“愈”，据守山阁本改。
② 其：原作“四”，据守山阁本改。

虚，即补其足厥阴经合，是母也。实即泻足厥阴经荥，是子也。如无他邪，即当自取其经，故言以经取之也。

杨曰：春得肾脉为虚邪，是肾虚不能传气于肝，故补肾。肾有病则传之于肝，肝为肾子，故曰补其母也。春得心脉为实邪，是心气盛实，逆来乘肝，故泻心。心平则肝气通，肝为心母，故曰泻其子也。不实不虚，是诸脏不相乘也。春得弦多及但弦者，皆是肝脏自病也，则自于足厥阴少阳之经而补泻焉，当经有金、木、水、火、土，随时而取之也。

【**点评**】丁氏从五输穴子母虚实补泻言，与六十四难之经义相合；杨氏则从五脏五行子母虚实补泻言，与四十九难之经义相合。两者虽各据其理为注，然本难以下均论与针刺有关内容，当从丁注。

七十难曰：经言春夏刺浅，秋冬刺深者，何谓也？然：春夏者，阳气在上，人气亦在上，故当浅取之。秋冬者，阳气在下，人气亦在下，故当深取之。

丁曰：春夏刺浅，秋冬刺深者，经言春夏刺井、荥，从肌肉浅薄之处；秋冬刺经、合，从肌肉深厚之处。此是四时随所在刺之也。

杨曰：经言春气在毫毛，夏气在皮肤，秋气在分肉，冬气在筋骨，此四时之气也。其四时受病，亦各随正气之深浅，故用针者治病，各依四时气之深浅而取之也。

春夏各致一阴，秋冬各致一阳者，何谓也？然：春夏温必致一阴者，初下针，沉之至肾肝之部，得气引持之阴也。

虞曰：经言春夏养阳，言取一阴之气以养于阳，虑成孤阳。致者，都也，及也，言到于肾肝引持一阴之气。肝肾，乃阴也。

秋冬寒必致一阳者，初内针，浅而浮之，至心肺之部，得气推内之阳也。

虞曰：经言秋冬养阴，言至阴用事，无阳气以养其阴，故取一阳之气以养于阴，免成孤阴也。心肺，乃阳也，故言至心肺之部也。

是谓春夏必致一阴，秋冬必致一阳。

杨曰：入皮三分，心肺之部，阳气所行也。入皮五分，肾肝之部，阴气所行也。阳为卫，阴为荣。春夏病行于阳，故引阴以和阳。秋冬病行于阴，故内阳以和阴也。

虞曰：杨氏所注言三分为心肺之部，五分为肝肾之部，此乃《玄珠密语》，分天地气而言之，故有三分五分之说也。

丁曰：人之肌肤，皆有厚薄之处，但皮肤之上，为心肺之部，阳气所行；肌肉之下，为肾肝之部，阴气所行。其春夏阳气上胜，所用针沉，手内针至肾肝之部，得气引持阴气，以和其阳气，故春夏必致一阴也。秋冬阴气下降，所用针浮，手至心肺之部，得气推内针入，引持阳气，以和其阴气也，故秋冬必致一阳也。所以经云，春夏必致一阴，秋冬必致一阳也。

【点评】杨、丁二注均依阳气随季节浮沉解释四时深浅之刺，文异义同。又，虞、丁二氏所说春夏必致一阴，以和其阳气；秋冬必致一阳，以和其阴气，与《素问·四气调神大论》“春夏养阳，秋冬养阴”之义相合。《内经》原意是养生法则，在此阐注春夏刺浅、秋冬刺深之法，成为“春夏各致一阴，秋冬各致一阳”的具体操作步骤，并提出春夏虑成孤阳而致一阴、秋冬虑成孤阴而致一阳，使针刺之术升华为针刺之道，对于针术发展更有意义。

七十一难曰：经言刺荣无伤卫，刺卫无伤荣，何谓也？然：针阳者，卧针而刺之；刺阴者，先以左手摄按所针荥、俞之处，气散乃内针，是谓刺荣无伤卫，刺卫无伤荣也。

丁曰：人之荣为阴，卫为阳，二者为之表里。其卧针取之，恐伤于荣也。针荣先以左手摄按所刺之穴，令阳散而内针者，盖恐伤于卫也。

杨曰：入皮三分为卫气，病在卫，用针则浅，故卧针而刺之，恐其深伤荣气故也。入皮五分为荣气，故先按所针之穴，待气散乃内针，恐伤卫气故也。

虞曰：三阴三阳，各主气血，至有多少不同，故圣人说行针之道，无令至有伤于荣卫也。《血气形志篇》曰：太阳多血少气，少阳少血多气，阳明多气多血，厥阴多血少气，少阴多气少血，太阴多气少血。启玄子注曰：血气多少，天之常数，故用针之道，常泻其多也。

【**点评**】本难讨论针刺手法刺荣刺卫莫伤无辜，虞注引《内经》三阴三阳气血多少经文，似与针刺手法没有直接关系。

七十二难曰：经言能知迎随之气，可令调之。调气之方，必在阴阳。何谓也？然：所谓迎随者，知荣卫之流行，经脉之往来也，随其逆顺而取之，故曰迎随。调气之方，必在阴阳者，知其内外表里，随其阴阳而调之，故曰：调气之方，必在阴阳。

丁曰：夫荣卫通流，散行十二经之内，即有始有终。其始自中焦，注手太阴一经一络，然后注手阳明注一经一络。其经络有二十四，日有二十四时，皆相合。此凡气始至而用针取之，名曰迎而夺之。其气流注终而内针，出而扪其穴，名曰随而济之。又补其母亦名曰随而补之，泻其子亦名曰迎而夺之。又随呼吸出内其针，亦曰迎随也。此者是调阴阳之法，故曰：必在阴阳也。

杨曰：荣气者，常行不已。卫气者，昼行于身体，夜行于脏腑。迎者，逆也。随者，顺也。谓卫气逆行，荣气顺行。病在阳，必候荣卫行至于阳分而刺之。病在阴，必候荣卫行至于阴分而刺之。是迎随之意也。又迎者，泻也。随者，补也。故《经》曰：迎而夺之，安得无虚？言泻之则虚也。随而济之，安得无实？言补之则实也。调气之方，必在阴阳者。阴虚阳实，则补阴泻阳，阳虚阴实，则补阳泻阴，或阳并于阴，阴并于阳，或阴阳俱虚，或阴阳俱实，皆随病所往而调其阴阳，则病无不已。

虞曰：迎，取也。乃五行六气，各有胜复，假令木气有余之年，于王前先泻其化源。《玄珠密语》曰：木之行胜也，苍埃先见于林木，木乃有声，宫音失调，倮虫不滋，湿雨失合，先于十二月泻其化源，故曰迎也。不足之年，补于化源，故曰随也。① 调气之方，必在阴阳者，言引外至内，引内至外也。谓月生无泻，月满无补，定人之呼吸，观日之寒温，从阳引阴，从阴引阳，春夏致一阴，秋冬致一阳。故曰：调气之方，必在阴阳也。知其内外表里者，谓察脉之浮沉，识病之虚实，以外知内，视表如里，故曰知其内外表里也。随其阴阳而调之者，谓各随病在何阴阳脉中而调治之也。

【点评】从本难内容看，“迎随”当是阐述针刺具体术法，丁氏从经脉荣卫流注和施针时的针尖顺逆方向，并联系子母选穴解释迎随补泻（七十九难），更合经旨，而杨氏释为荣卫昼夜阴阳顺逆之迎随，虞氏以五运之气顺逆解释迎随，远离论题，难与临证呼应。“调气之方，必在阴阳”，见于《素问·至真要大论》

---

① 虞注之论虽高远，然不切近题。

（“在”原作“别”），如结合针刺治疗，当从丁氏之注，指针刺迎随补泻的目标与目的，或如《难经本义》引谢氏曰：“男外女内，表阳里阴。调阴阳之气者，如从阳引阴，从阴引阳，阳病治阴，阴病治阳之类”，亦针刺法则之类。而杨、虞二注则归于调节阴阳的根本大法，所指层次更高。

七十三难曰：诸井者，肌肉浅薄，气少，不足使也。刺之奈何？然：诸井者，木也；荥者，火也。火者，木之子。当刺井者，以荥泻之。故经言补者不可以为泻，泻者不可以为补，此之谓也。

丁曰：诸井在手足指梢，故言肌肉浅薄也。井为木，是火之母。荥为火，是木之子。故肝木实，泻其荥，肝木气虚不足，补其合，泻之复不能补，故言不可以为补也。

杨曰：冬刺井，病在脏，取之应井。应刺井者，则泻其荥，以去其病，故经曰：冬阴气紧，阳气伏，故取井以下阴气，逆取荥以通阳气也。

虞曰：不至而至，故春乃泻荥也。

【**点评**】丁注顺经而释，当属正解。而杨注本于《灵枢·顺气一日分为四时》“脏主冬，冬取井；色主春，春刺荥；时主夏，夏刺输；音主长夏，长夏刺经；味主秋，秋刺合色病”，与本难以时取穴不是同类问题（参见七十四难点评），而其解释“冬阴气紧，阳气伏”云云，亦属文不对题。虞注“不至而至”，更是言时气太过、气候变异，与本难所说亦非同类，不应合论。

七十四难曰：《经》言春刺井，夏刺荥，季夏刺俞，秋刺经，冬刺合者，何谓也？然：春刺井者，邪在肝。

夏刺荥者，邪在心。季夏刺俞者，邪在脾。秋刺经者，邪在肺。冬刺合者，邪在肾。

丁曰：其言春刺井者，谓邪在肝，无令肝木邪害于脾土，故刺诸井也。夏刺荥者，谓邪在心，无令心火邪害于肺金，故刺诸荥也。季夏刺俞者，谓邪在脾，无使脾土邪害于肾水，故刺诸俞也。秋刺经者，谓邪在肺，无令肺金邪害于肝木，故刺诸经也。冬刺合者，谓邪在肾，无令肾水邪害于心火，故刺诸合也。此是断五邪之原法也。

杨曰：用针微妙法无穷。若不深达变通，难以救疾者矣。至如此说，则是变通之义也。经云：冬刺井，春刺荥，此乃云春刺井，夏刺荥，理极精奇，特宜留思，不可固守，以一概之法也。[①]

虞曰：春刺井，夏刺荥，季夏刺俞，秋刺经，冬刺合。乃经之大法也。七十三难以言春刺于荥，此乃休王未毕，火夺木王，法曰实邪，故泻之于荥。所以经言泻者，不可以为补也。[②]

其肝、心、脾、肺、肾，而系于春夏秋冬者，何也？然；五脏一病辄有五也，假令肝病，色青者，肝也；臊臭者，肝也；喜酸者，肝也；喜呼者，肝也；喜泣者，肝也；其病众多，不可尽言也。四时有数而并系于春夏秋冬者也。针之要妙，在于秋毫者也[③]。

丁曰：人之五脏系于四时，五脏一病辄有五者，谓五声、五色、五味、五液、五香、五臭。若持针者，皆能断其五邪，令中病原，故知针之要妙，在于秋毫，不可不通也。

杨曰：五脏六腑病，各有形证，今略举肝家一脏以为法尔。虽言

① 杨氏误解。
② 虞氏此论，才是变通之义。
③ 也：原脱，据守山阁本补。

春刺井，夏刺荥，若一脏有病，脉亦随之，诊而取之。假令肝自病，实则取肝中火泻之，虚则取肝中木补之，余皆仿此。即秋毫微细之意也，言用针微细若秋毫矣。

虞曰：五脏各有声、色、臭、味、液，以为形证，以合四时井、荥、俞、经、合，而行补泻之法也。微妙之理，若秋毫之在目也。

【**点评**】本难前段，丁注是四时五脏刺法之正论，故虞氏推崇为“经之大法”。杨注以《灵枢·顺气一日分为四时》“脏主冬，冬取井；色主春，春刺荥……”为正，而以本难“春刺井、夏刺荥”为变通，其实是一种误解。此非治疗中的正奇常变，而是不同的医理系统和证治思路。《内经》所论乃脏、色、时、音、味合五个季节刺五俞，本难则是五脏合五时刺五俞，或源于上古不同学术流派。

本难后段“肝、心、脾、肺、肾，而系于春夏秋冬”，正论五脏合四时，答辞亦谈五脏病证辨治之法，本当置于脏腑部分，最后一句却接“针之要妙”句，故疑有阙文。而诸注皆可取，其中杨注顺文释义，并与针刺关联，尤为平实，但其“虚则取肝中木”之“木”字当为“水”字，以与上文肝中火相应。

七十五难曰：经言东方实，西方虚，泻南方，补北方，何谓也？然：金、木、水、火、土，当更相平。东方，木也。西方，金也。木欲实，金当平之。火欲实，水当平之。土欲实，木当平之。金欲实，火当平之。水欲实，土当平之。东方，肝也，则知肝实，西方，肺也，则知肺虚。泻南方火，补北方水，南方火，火者，木之子也；北方水，水者，木之母也，水胜火，子能令母实，母能令子虚。故泻火补水，欲令金不得平木也。

经曰：不能治其虚，何问其余。此之谓也。

丁曰：四方者，五行之正位也，其王应四时。即春应东方木，夏应南方火，秋应西方金，冬应北方水，长夏应中央土。南方火实，胜西方金，即北方水来复胜，火水且待争，反害于肺。今当先泻南方火，实即还北方水，肺金得平也。[①] 平者，调四方虚实之法也。

杨曰：五行以胜相加，故木胜土，金胜木。木，肝也；金，肺也。肺气虚弱，肝气强实，木反凌金，金家不伏，欲来平木，金木若战，二脏则伤。故用针者，诊知其候，则须泻心，心气既通，肝气则复。又补于肾，肾家得气，传而养肝，肝气已定，则肺不复来平肝，然后却补脾气，脾是肺母，母气传子，子便安定。故曰不能治其虚，何问其余。此之谓也。一本说杨氏曰：金克木，今据肝家一条以例五脏：假令东方木肝实，西方金肺虚，肝木实凌肺金虚，金本克木，木伏金，肝欲制肺，肺乃不伏，二脏争胜，反害于火，宜泻其心。心属火，火者木之子，子气既通，肝虚则伏，肝气既复，则肺不复来，然后补其脾，脾是肺母，母气授子，子气便实，故言母能令子实，子能令母虚，不能治其虚，何问其余。

虞曰：五脏五行，更相平伏，宜凭补泻以调治之。《素问》曰：邪气盛则实，真气夺则虚，以下凡有虚实，皆准此也。经言木实金虚，泻火补水也。夫木实者，谓木有余，则土遥畏之；土畏之，则金无所养而令金虚也。若不泻火，火必盛而烁金，金乃仇雠于木，金木相胜而致两相刑克，故泻火，火者，木之子，子合母气，木亦不实，火亦不平，金土亦无所畏，乃行气养于金也。金虚者，乃补水御火，补水养木，御火，火不平金，养木，木亦安复，故曰子能令母实也。木有余，则土乃畏木，土不能传气与金，金乃虚，故曰母能令子虚也。

---

① 丁注过简，不能诠释经文妙义，且注涉四时，尤为疣赘。

【点评】本难肝实肺虚证的治疗，当与八十一难相映照，彼肝实肺虚径直泻肝补肺，是常法、正法。而本难据“虚则补其母，实则泻其子”法则，泻南(心)补北(肾)，可视为变通之法，前后联系即见治法中的常变。诸注均未揭示此意，只就经文随释而已。此外，本难提出的泻火补水治肝实肺虚证，属于一般治则范畴，独杨氏指出亦可用于针刺，并有六十九难“虚则补其母，实则泻其子”以为呼应，是其留心之处。

七十六难曰：何谓补泻？当补之时，何所取气？当泻之时，何所置气？然：当补之时，从卫取气。

虞曰：肺行五气，溉灌五脏，通注六经，归于百脉。凡取气须自卫取气，得气乃推内针于所虚之经脉浅深分部之，所以补之。故曰：当补之时，从卫取气。此之谓也。

当泻之时，从荣置气。

虞曰：邪在荣分，故内针于所实之经，待气引针而泻之。故曰：当泻之时，从荣置气。置者，取也，迎也。

其阳气不足，阴气有余，当先补其阳，而后泻其阴。

虞曰：假令胆不足，肝有余，先补足少阳，而后泻足厥阴也。

阴气不足，阳气有余，当先补其阴，而后泻其阳。

虞曰：反于上法。

荣卫通行，此其要也。

杨曰：此是阴阳更虚更实之变，须通荣卫，病则愈也。

丁曰：其当补之时，从卫取气。卫者，阳也。故从卫取气，方其补也。当泻之时，从荣置气。荣者，阴也。故从荣置气，置荣而后泻之。阴阳有余不足，当先补其不足，然后泻其有余，故得荣卫通行，即是持针之要妙，故言其要也。

【**点评**】虞氏联系肺主气、朝百脉之理，解释从卫取气为补，似无必要。盖本经虽有肺主气、心主荣之说，但言及针灸经脉之营卫血气，则不必强及心肺，当以简易切要之法，使人得其真。杨氏总括针家虚实之变病，在于营卫，而其治疗之要在于通行营卫。此义可贵。丁氏明确指出阴阳虚实治疗的要领在于先补虚后泻实，此针家治法心得法则。

七十七难曰：经言上工治未病，中工治已病者，何谓也？然：所谓治未病者，见肝之病，则知肝当传之与脾，故先实其脾气，无令得受肝之邪，故曰治未病焉。中工治已病者，见肝之病，不晓相传，但一心治肝，故曰治已病也。

丁曰：《素问》曰：春胜长夏，长夏胜冬，冬胜夏，夏胜秋，秋胜春，此四时五行相胜之理也。人之五脏，有余者行胜，不足者受邪。上工先补不足，无令受邪，而后泻有余，此是治未病也。中工持针，即便泻有余，故言治已病也。①

杨曰：五脏得病，皆传其所胜，肝病传脾之类是也。若当其王时，则不受传，即不须行此方也。假令肝病当传脾，脾以季夏王，正王则不受邪，故不须实脾气也。若非季夏，则受肝邪，便当预令实脾气，勿令得受肝邪也。如此者，谓之上工。工，犹妙也，言妙达病源

---

① 丁氏以补泻先后分优劣，虽观点独特，则恐非经义。

者也。中工未能全解，故止守一脏而已。

【点评】本难据五脏有病传其所胜之理，当先治未受邪之脏，而若专治已病之脏则难扼病势，此谓上工治未病也。此针药治疗大法，杨注为得，但其说虚在非旺时，其义太狭，而丁氏解为先治虚后治实，与七十七难相混淆。

七十八难曰：针有补泻，何谓也？然：补泻之法，非必呼吸出内针也。

杨曰：补者，呼则出针，泻者，吸则内针。故曰呼吸出内针也[①]。
虞曰：谓用针补泻之法，呼吸取生成之数为之。

然知为针者，信其左。不知为针者，信其右。当刺之时，必先以左手厌按所针荥俞之处，弹而努之，爪而下之。其气之来，如动脉之状，顺针而刺之，得气，因推而内之，是谓补；动而伸之，是谓泻。不得气，乃与男外女内。不得气是谓十死不治也。

杨曰：凡欲下针之法，先知穴处，便以左手按之，乃以右手弹其所按之处，脉动应在[②]左手之下，仍即以左手指按之，然后循针而刺之，待气应于针下，因推入荣中，此是补也。若得气便摇转而出之，此是泻也。若久留针而待气不至，则于卫中留针，待气久不得，又内入于荣中，久留待气，如其三处气候不应于针者，谓为阴阳俱尽，不可复针。如此之候，十人十死，故云十死不治。卫为阳，阳为外，故云男外，荣为阴，阴为内，故云女内也。

---

① 杨氏所注，乃《内经》针刺补泻常法，见于《素问·调经论》。
② 在：原作“于”，据守山阁本改。

虞曰：自卫得气，推之于所虚之分，开穴出针，曰补也。自卫取气引针开穴出针，曰泻也。候吸内针，呼尽出针，曰先补后泻。反此行之，则曰先泻后补也。《玄珠密[1]语》称其补泻法云：按之得气，内于天部，天部得气，推之至地部，天地气相接则出针曰泻，反此行之曰补，与此义相反。

丁曰：知为针者信其左，谓左手先按所刺之穴，以其气来，如动脉而应其手，即内其针，亦是迎而夺之，为之泻，气过而顺针而刺之，是为随而济之也。其男子阳气行于外，女人阴气行[2]于内，男子则轻手按其穴，女子则重手按其穴，过时而气不至，不应其左手者，皆不可刺之也。刺之则无功，谓气绝，故十死不治也，何待[3]留针而候气也。

【点评】《内经》有针刺呼吸补泻，本难又提出押手辅助的荣卫取置补泻针术。对这种针术的介绍，三注均注出经文本义，体现了七十七难补者从卫取气以纳之入内、泻者从荣弃气以散之外出的方法。尤其是杨注、虞注在泻法上还特别提出“得气便摇转而出之”“引针开穴出针”的要点。至于本难“男外女内”之说，当是催气方法，如滕万卿《难经古义》所说：“此篇内外，即直言与者，授与、施与之义。在男持针于卫外，以待气之至；在女推针于营内，以待气之至。”如此施术气仍不至，则说明经气衰极不治，杨注、丁注不得其要。

七十九难曰：经言迎而夺之，安得无虚，随而济之，安得无实，虚之与实，若得若失，实之与虚，若有若无，何谓也？然：迎而夺之者，泻其子也。随而济之

---

① 珠密：原作“密珠”，据守山阁本乙正。
② 行：原作“外”，据守山阁本改。
③ 待：原作“得”，据守山阁本改。

者，补其母[1]也。假令心病，泻手心主俞。

虞曰：心病却泻手心主俞，心者，法不受病。受病者，心包络也。手心主者，则手厥阴心包络也，包络中俞者，土也。心，火也。土是火子，乃泻其俞，此乃泻子也。

是谓迎而夺之者也。

虞曰：迎谓取气，夺谓泻气也。

补手心主井，是谓随而济之者也。

虞曰：心火井木，今补心主之井，谓补母也。木者，火之母也。随谓自卫取气，济谓补不足之经。

所谓实之与虚者，牢濡之意也。

虞曰：牢濡，虚实之意也。

气来牢[2]实者为得，濡虚者为失。故曰若得若失也。

杨曰：此是当脏自病，而行斯法，非五脏相乘也。

丁曰：五脏虚即补其母，是谓随而济之；实则泻其子，是谓迎而夺之。况欲行其补泻，即先候其五脏之脉，及所刺穴中如气来牢实者，可泻之；虚濡者，可补之。若持针不能明其牢濡者，故若得若失也。

【**点评**】本难涉针治取穴迎随补泻法和针刺施术中手下感觉两方面。虞注对前者解释甚详，其中提到手心主即手厥阴心包经甚

① 母：原作“毋”，据守山阁本改。
② 牢：原脱，据守山阁本补。

是。本难迎而夺之、随而济之是指按“虚则补其母、实则泻其子”原则取穴，与七十二难调节针尖方面的刺法补泻不同。对于后者，丁氏所说候五脏之脉牢实、虚濡，作为针治补泻依据，自然可行，一说作为针刺补泻效果察验之法，牢实者为有是虚者得补，虚濡者为无是实者得泻，表示达到补泻目标。《内经》也有类此论述，可参见《灵枢·九针十二原》《小针解》两篇。

八十难曰：经言有见如入，有见如出者，何谓也？然：所谓有见如入者[①]，谓左手见气来至，乃内针，针入见气尽，乃出针，是谓有见如入，有见如出也。

丁曰：欲刺人脉，先以左手候其穴中之气，其气来而内针，候气尽乃出其针者，非迎随泻补之穴也。谓不虚不实，自取其经，施此法也。

杨曰：此还与弹而努之、爪而下之相类也。

【**点评**】丁注气来、气尽，当是七十九难之得失，即入针、出针时的施术者的手下感觉。这是针刺的基本手法，并非丁氏所说仅用于“不虚不实，自取其经”之时。

八十一难曰：经言无实实虚虚，损不足而益有余，是寸口脉耶？将病自有虚实耶？其损益奈何？然：是病非谓寸口脉也，谓病自有虚实也。假令肝实而肺虚，肝者，木也，肺者，金也，金木当更相平，当知金平木。假令肺实而肝虚，微少气，用针不泻[②]其肝，而反重实

---

① 有见如入者：据《难经本义》其下有“有见如出”四字。

② 泻：疑误，本书(《难经集注》)外诸本均作“补”字。可参。

其肺，故曰实实虚虚，损不足而益有余。此者，中工之所害也。

丁曰：中者，伤也。谓昧学之工，不能明其五脏之刚柔，而针药误投，所以反增其害，十人全八，能知二脏也。令肝虚肺实，二脏之病，全六，反增其害也。

杨曰：上工治未病，知其虚实之原，故补泻而得其宜，中工未审传病之本，所治反增其害也。

【**点评**】本难重点在于告诫医者避免治疗中的虚虚实实错误，杨注抓住了要害，而丁氏却反复解释中工之义，有舍本逐末之嫌。

王翰林集注黄帝八十一难经卷之五

音释

六十七难：募音暮

六十八难：厌益涉切

跋

《难经集注》五卷，明·王九思等辑录吴·吕广、唐·杨玄操、宋·丁德用、虞庶、杨康侯注解者。按晁公武《郡斋读书志》载吕杨注一卷、丁注五卷、虞注五卷，陈振孙《书录解题》载丁注二卷，马端临《经籍考》引晁氏作吕杨注五卷。盖当时各家别行，至九思等始掇以辑便观览耳。叶盛《菉竹堂书目》载《难经集注》一册，不著撰人名氏，此则书名偶同，非九思所集。按王圻《续经籍考》载金·纪天锡《难经集注》五卷，盛之所收，恐此耳。盛，正统进士，九思，弘治进士，则其非是编也明矣。其他诸家藏弆书目，及乾隆《四库全书总目》，并未收入。若殷仲春《医藏目录》宜裒搜无遗，而亦遗之，盖似失传者。然以余不涉医家，但知据目录考之耳。因质诸医官多纪廉夫，廉夫云：近代医书，绝无援引，久疑散佚。廉夫于医家雅称赅洽，而其言如此，则知其果失传也。夫方伎一家，固有其人，其存其佚，何干我事。然小道可观，至理存焉，则竟非可弃也，癸亥花朝天瀑识。